老祖宗傳承的樂活、養生智慧

# 健康少病有妙方

葉曉縈博士 著

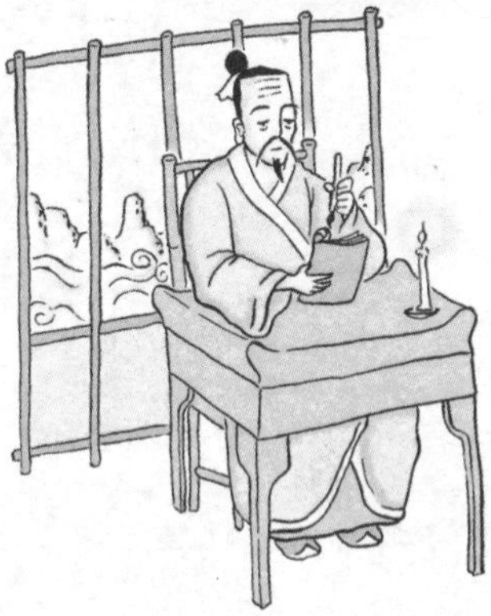

【暢銷增訂版】

（特別增訂：四季安居──話茶、食）

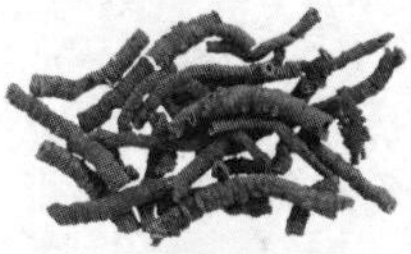

遠志

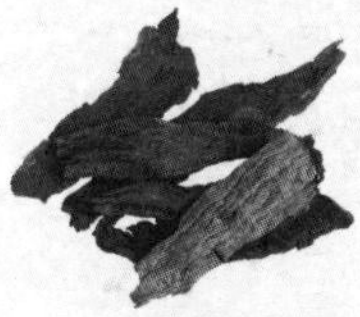

玄蔘

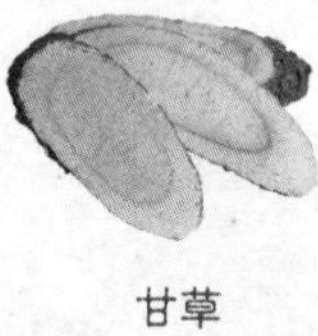

甘草

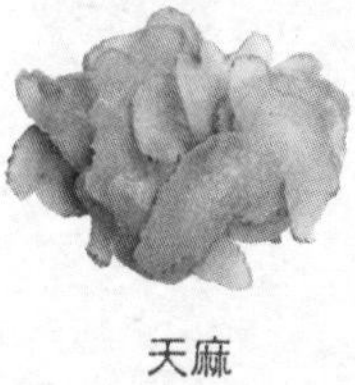

天麻

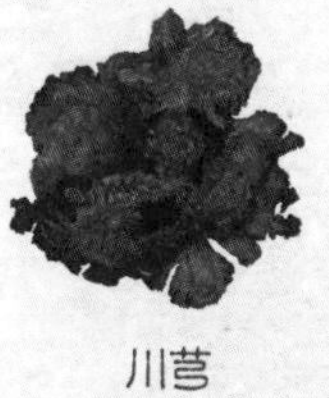

川芎

# 總目錄



## 第一章 頤養樂活（日常生活養生）

生活中一遍遍的刷牙、沐浴，到睡覺的床、枕、頭的朝向都大有學問，不注意，就會種下疾病的遠因。時下年輕人日夜顛倒、吃冰品，袒胸露乳、露背、露肚臍，也把健康的老本「漏」光了……，不僅俊俏的面容暗淡無光，頓時皺紋四起，身材提前鬆垮、走樣……，尤其是婦科病，不得不慎。



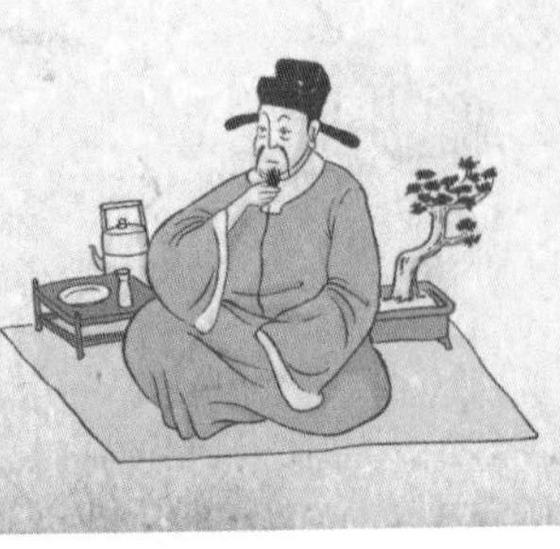

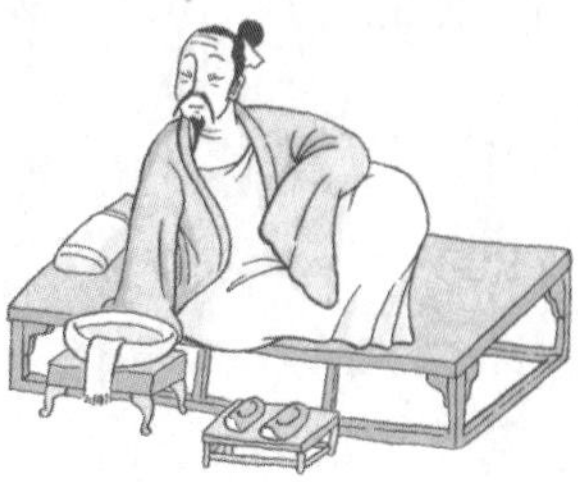



# 第二章 老子的預言（眼、耳、味、打鼾、磨牙）

科技發達帶來前所未有的便利和享樂，聲、光、電俱佳的媒體、廣告，促使聲、色、貨、利的繁盛，樣樣精彩鮮豔奪目，滿足眼耳等五官的追求喜好，逐漸啃蝕著我們的視聽，腐蝕我們的精神，放蕩我們的形骸，人們任由物慾橫流而「上癮」，過度耽溺於感官的享樂，結果「求樂反苦」，眼睛近視了、耳朵聾了，鼻子、嘴巴、心靈也都失靈了。如何利用這些科技為人類服務，使生活更加精彩完善，才能享受美好優質的人生。



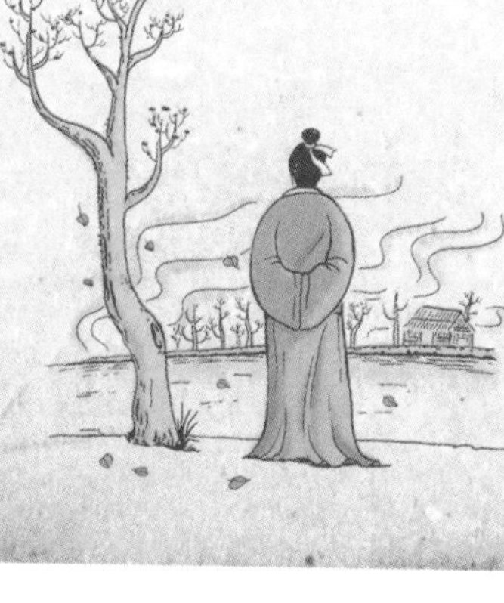

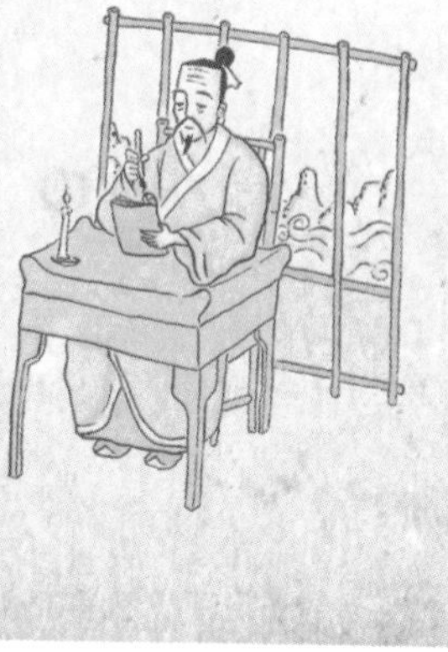

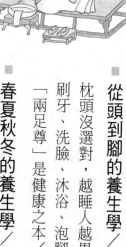

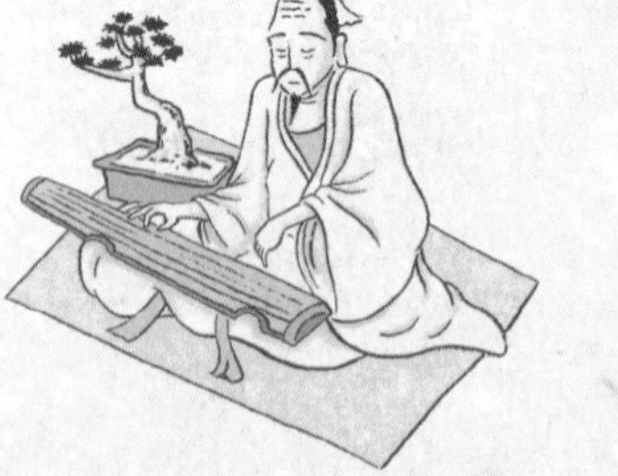
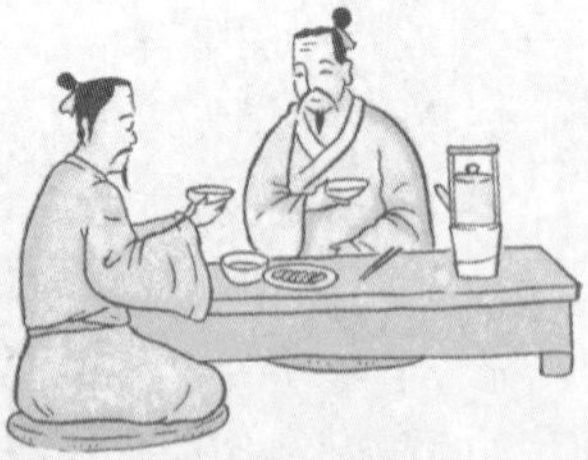
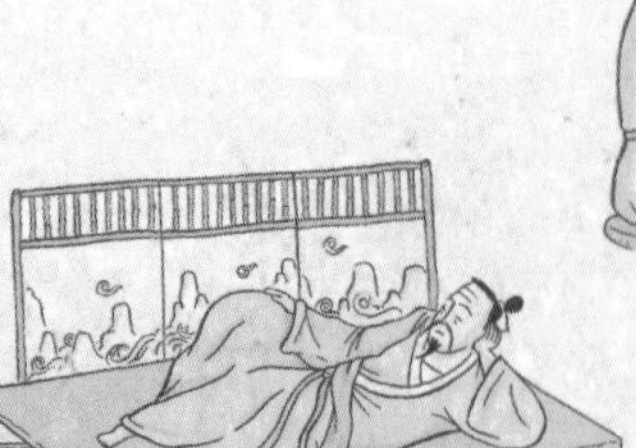

# 第三章 健康少病有妙方（對症保健抗老）

健康必須在「知」的當下，就要養成良好的生活規律和態度，調整生活、飲食、起居，是安全有效、簡單易行的，更是投資最少，收益最大，穩賺不賠地來掌握全家健康幸福的金鑰匙！



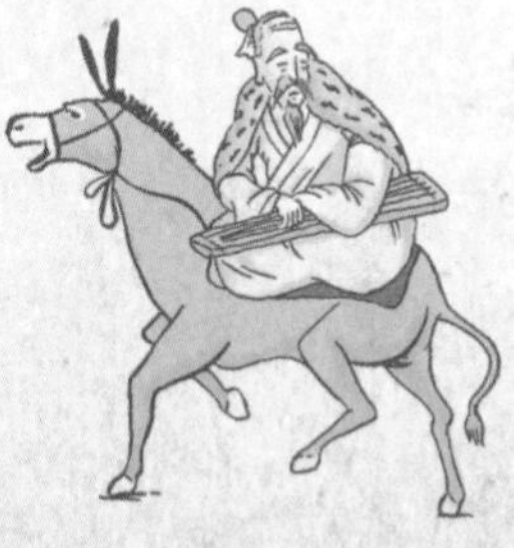

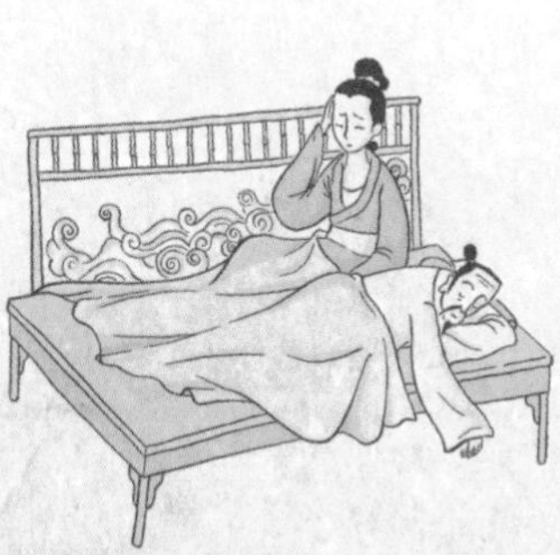

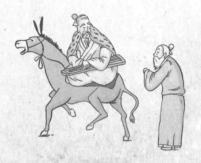

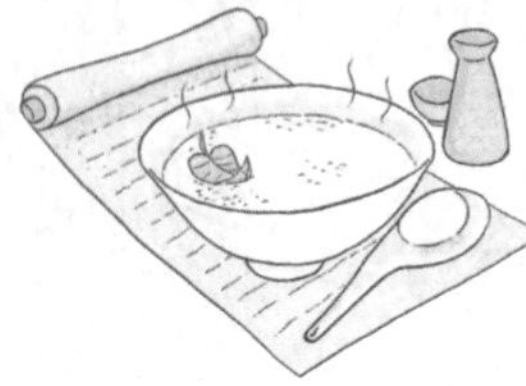

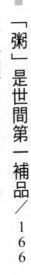



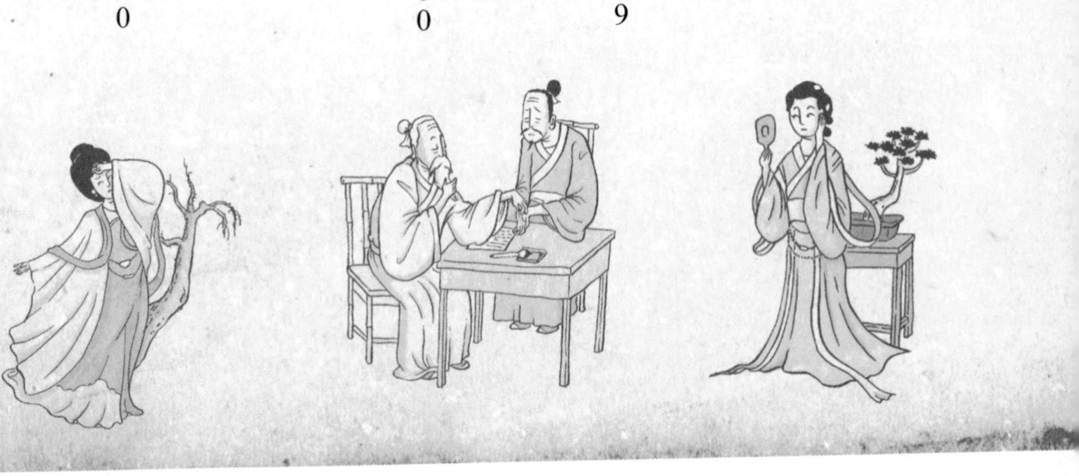

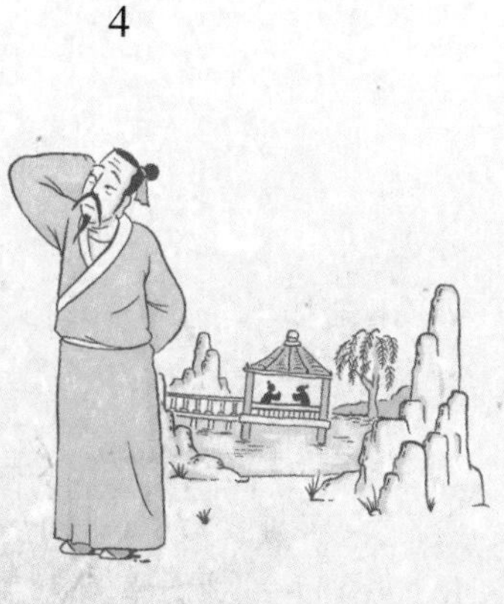

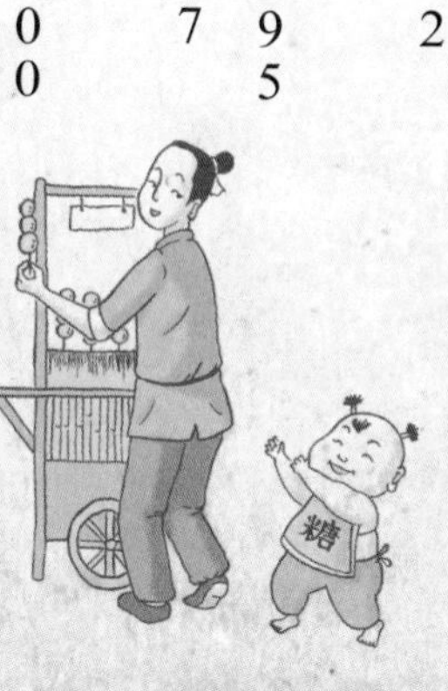
糖

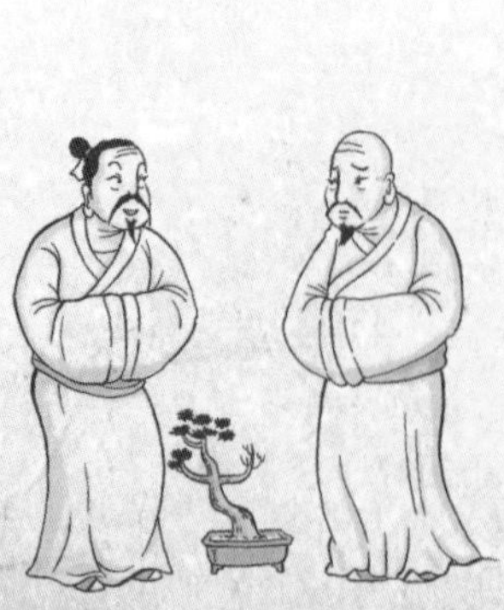

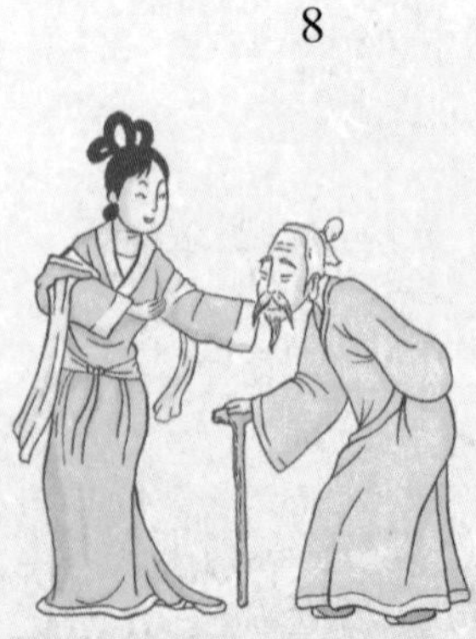

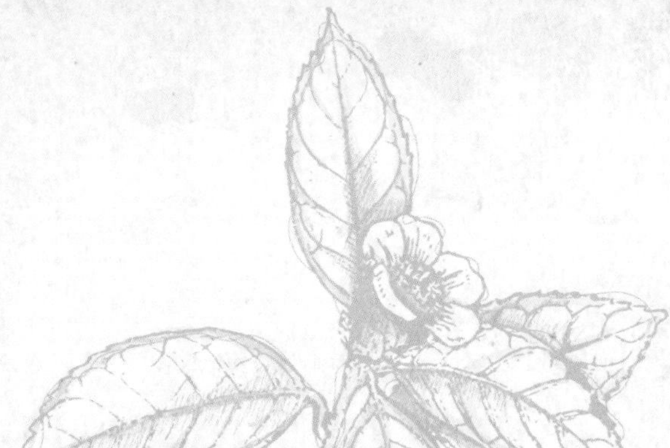



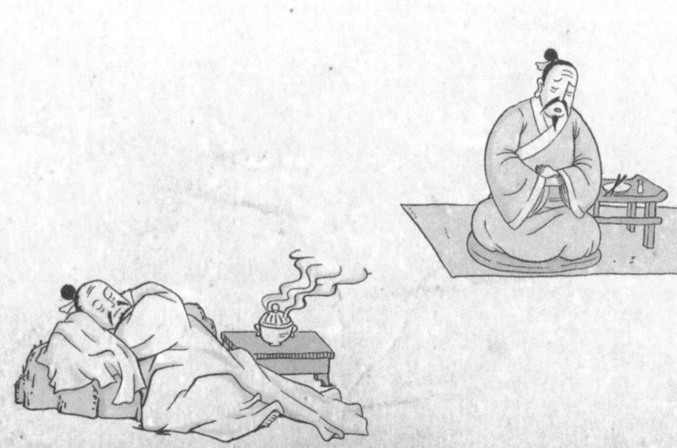

推薦序 1

# 推動跨時代的健康巨輪

沈重光／
順天堂集團　副董事長
暨美國順天 STPCA DBA SUN TEN LAB. & CEO

時光荏苒，歲月如梭，很高興看到葉醫師這些年來在學醫路上的奉獻與成就。我看著她去學醫、義診、看到病人對她的信賴、看到她自信且鏗鏘有力地一遍又一遍地講演養生知識…，看到她對生命的堅強和韌性，尤其是她在自性上的轉變，更令我讚嘆！

她特地邀請我為她的新書寫序，實感惶恐，然而當我閱讀她新書的文稿時，即深受其感動與震撼，若非對醫理通達，和自身的實踐體驗，是無法鉅細靡遺地如此深入淺出述說養生攝生的原委，且不厭其煩的旁徵博引，希望讀者「知其然，還要知其所以然」。

在葉醫師的著作中，我看到幾千年來傳統醫學的獨特理論，重新為人類的健康醫療再開啟新的史頁。我真的很開心看到她萬緣放下，全心全力將其多年精心所學與研究成果，結合理論與實務著作成書，無私地分享大眾這寶貴的中醫養生精髓，娓娓敘述，不怕孤獨辛勞，不嫌麻煩，全方位解說，「只謂心憂，不問何求」！她唯一的願望是，有緣看到此書的讀者們，都能從書中獲益，漸進改善生活、起居、飲食，使身體健康，減少病痛，身心安寧！因

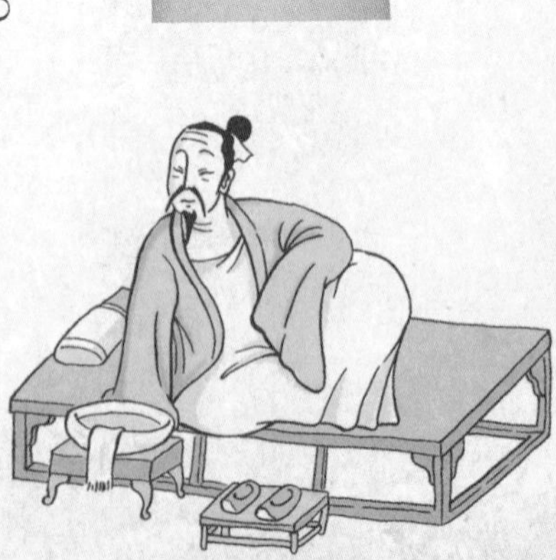

此我深感這豈止是我這位與她多年相識的好友之福，更是有緣看到此書的您極大的福氣呀，故欣然應允！

此書，可說是她嘔心瀝血，廢寢忘食，傾全心力，將其畢生所學融會貫通的精華，無私地奉獻給有緣人。她以最自然的方式，傳遞醫療的專業知識，讓我們醒悟了解「原來養生可以這麼簡單易行」，並且以最親近生命的柔軟方式來治療我們的身體，人人只要懂得並過著「如實」的生活，就能找到一條（重建）身心健康的道路，讓忙碌的我們生活得更自在、安祥、舒適、健康少病了！

我更高興能將她延攬到「財團法人台灣必安研究所」來參與各項研發工作，提供她的專業知識和實務經驗，其中一項能令脫髮者重新萌髮的發明，已獲得台、美、德、中等四國專利；預防老人癡呆的專利也正在申請中。她像一匹千里馬，給了她舞台，她就能揮灑自如，實在是位不可多得的人才。不論時代的巨輪如何轉變，中國傳統醫學都是我們寄望健康養生不可偏廢的瑰寶，不論是富、貴、窮、通都可以共享老祖宗的中醫養生保健遺產，找到合於自身適用的健康之道與無盡的養生樂趣！

身逢中醫學復興再起的時期，我誠心期盼，曉縈能不忘當年學醫的初心，繼續秉持初衷，堅定不移地用生命去守護她的最愛（中醫）並利益蒼生，成就仁醫仁術的美善情操與境界！最後獻上最深的祝願，讓有情眾生都能病苦消除，福壽永康寧！

推薦序 2

# 逆齡與健康的養生大智慧

潘世斌／台灣抗老化學會理事長

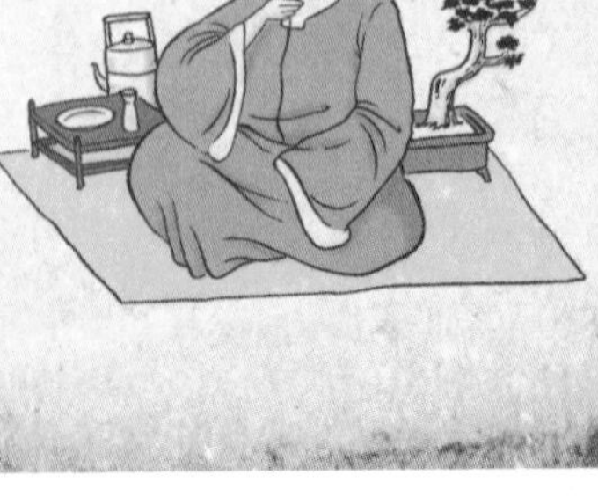

抗老不是不老，是延老，不是不死是求證不生滅的真意。百年三萬六千日，不在病中即愁中。有生必有死，這世間最公平的就是死。如何延老，活得健康自在，且又求證不生滅。螻蟻尚且貪生，成了古今中外自天子以至於庶人都亟待解決的大事。

曉縈女士蘭心慧質，夙好學佛學道，及長有幸得遇當今傳統文化通家泰斗南懷瑾先生，蒙他開示學佛道者必學醫，了解生命科學的原由，啟自度度人修德之門。良馬見鞭影而馳，她即以花樣年華沉潛其中，悠遊其中而不倦，精研此道而不怠。卓然有成，施良術於群黎，拯水火於患者。德稱普聞而不名。

從醫以來，每每慨嘆延老、求證不生滅並非無路可由，無途可入，老祖宗在諸多典籍中陳述，甚至耆老流傳的俚語都寓藏無限的智慧。因此發心將心得筆述於世，援用佛道兩家養生之學為鑑，傍佐俚語為輔，實證運用巧思為證，基是之故，不憚其煩，詳述經文來處，浪非無的放矢。期有效減緩老化，活得健康自在又尊嚴。

爰成斯篇，本以此呈奉為心得報告，奈時不我與，值彼恩師三年之忌。今以此就教於天下人共鑑。孝子不匱，永錫爾類。得無憾乎！

識於乙未立秋之日

推薦序 3

# 養生是我們一生必修的課業

謝金河／財信傳媒集團董事長

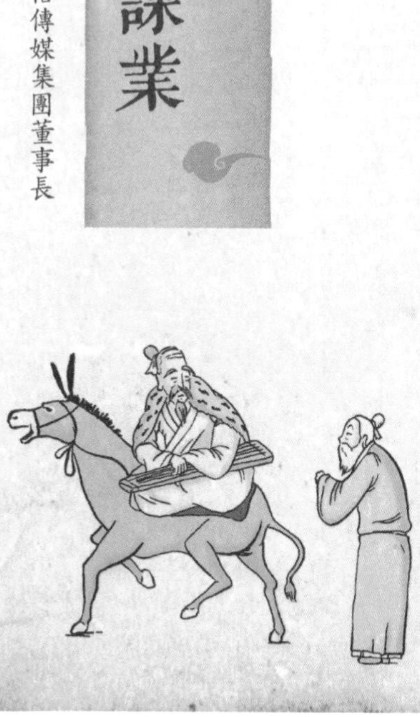

在葉曉縈博士的書上，乍見這麼一段話：「身體」是個「無價寶」，她不棄不捨地陪伴著我們，日日夜夜直到生命的終點，故不能放任，肆無忌憚地滿足她的奢求；為了保養她，請作息有常，鍛鍊她，愛護她⋯⋯。

葉博士又說：我們的生命像「箭」一樣，發射出去，就開始向下墜；又像早晨的朝露，迅速消失；又如瀑流，只有向下，沒有返轉的餘地，壽命短薄，如石光火，如水上泡，如電光出⋯⋯。

葉博士提倡《健康少病有妙方》這本養生書，卻又充滿了人生哲理。一個人從出生到面對死亡，每個人要努力經營他的事業，他的家庭，身體健康更是要經營。所以活到老，學到老，經營身體的「紀律」更是重要。

平常我可以接觸到很多年長的長輩，他們的學養令人敬佩，但養生的紀律，大家都有各自的訣竅。記得有一回到台塑麥寮六輕廠參觀，一位台塑副總，乍見五、六十歲，我問他貴庚，他說已將近七十五歲了，我問他有何養生秘訣，他說，他每天早上起床離開床前，一定會完成床上體操，躺在床上左右旋轉三十六次，又踢腿三十六下，他說數十年來養生只有一招，但他持之以恆，儘管七十有餘，看起來精力充沛，像個半百精壯中年。

在金融圈頗負盛名的日盛集團陳國和董事長，他平常有一套洗髓功，他不外傳，他自我鍛練三十年，如今看起來外表像個四、五十歲的小夥子。養生的第一道功夫，我覺得生活紀律非常重要，像有練習甩手功的良基實業的張廣博董事長，他勵行每天甩手二千次，他說這是他的早課，完成了才是他一天的開始，張廣博董事長就靠著這一招甩手功，如今年近八十，卻是一尾活龍。

有一次到翠山莊拜訪李登輝前總統，我們一行人三點半到，談到將近七點鐘，只見李前總統侃侃而談，他像老僧入定一般，直到送完餐，人才去上廁所。李前總統今年九十三歲了，但是他走路不用拐杖，說話聲音宏亮，雖然他心臟裝上很多支架，但是九旬老翁，氣力旺盛，養生必有嚴格紀律。

在日常生活中，我經常跟朋友說，我奉行的是「運動生活化，生活規律化」，也就是說，把運動當成生活中的一部分，運動就像吃飯一般，每天都要給自己撥出時間來運動，然後是生活規律化，除了每天工作內容不同之外，像晚上的睡眠，早上起床，三餐的作息規律化，其實這是人生最大的享受。

一個人的身體就像是一部機器，這部機器必須謹慎維護，從每日的「INPUT」，吃進什麼東西，到什麼東西不能吃，食材的選擇到用餐的量，這都是重要的「INPUT」工作，攝取好的食材，這是健康的第一步，然後有好的作息，生活規律，再來是尋找適合自己的運動。

這些年我不打高爾夫球，我選擇在山林裡跑步，這個運動我從一九九三年起持續到今天，我參加捷兔跑山俱樂部已長達二十年以上，每週一次的跑山活動，我已累積將近八百次，每個禮拜，我放下手邊的工作，忘情奔跑在山林之間，我看著身旁的綠意、小溪、流水，全身酣暢淋漓，一個禮拜工作壓力全部抒解。

葉博士是中醫師，畢業於山東中醫藥大學，目前是財團法人台灣必安研究所的研究員，她從中醫角度切入，研發了很多養生醫材秘方。這回她將養生知識集結成書，我相信會是一部健康寶典，鄭重推薦大家從葉博士的養生寶典中，尋找每個人的樂活人生！

自序

# 生命充滿了戲劇、精彩！

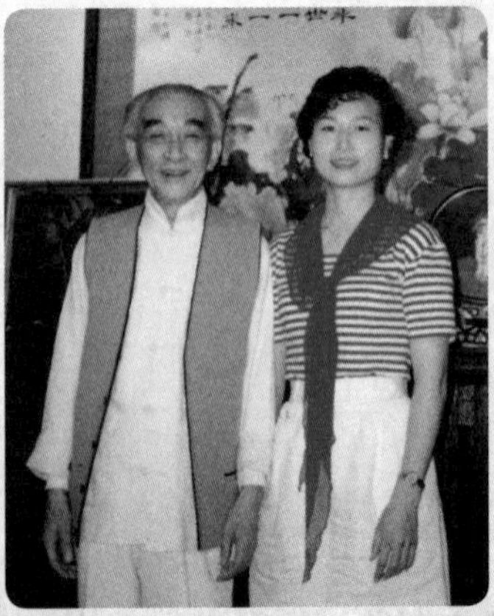

一次在晉謁恩師「南懷瑾」先生時，在他深心殷殷指導下，不期然地進入這個中醫學的領域！

他對我說：「妳的福報這麼好，何以不去學醫呢？學醫可以濟世救人！」，並且鄭重地教誨我：「要妳去學醫，不是為了文憑；菩薩要廣學『五明』，以方便渡眾，醫方明即是其中之一。等妳學成之後可以廣結善緣，可以濟世救人，是培福最好的方法，福德積累了，智慧自然增長！」老師還特別告誡我：「學醫要通達醫理，醫理通了，醫術才會高明，千萬不要當個醫匠。」他老人家的一句話，改變了我的一生，從此進入學醫的奇妙旅程！

學醫之初，只有一個單純的想法：「可以照顧父母、可以自我保健、可以廣結善緣。」然而，欲習武有成，需先練好站樁；今期盼學醫有成，應將中醫基礎學、診斷學、中藥學、方劑學等基礎紮實地打好，用心在內經、難經、傷寒、金匱等醫理上深入琢磨。便負笈中國，一頭栽進這條不歸路！

從沒想過要當醫生的我，一日，訝然的驚覺：「我怎麼會開方子？我已是醫生…？」當下那種喜悅、激動與感恩，不知如何形之於筆墨⋯⋯！

如何成為良醫，兼備醫理、醫術、醫德？如何將自己所學利人利己？如何見彼苦惱，感同身受？如何發揮人飢己飢，人溺己溺的無我精神？如何培福修慧，方不負師恩、父母恩、眾生恩？

名相治國，良醫活人。「中醫」除了可以療癒痼疾外，也是一門教導人們如何生活，如何順應大自然律動，治未病於已病，才是中醫的圭旨，是耆宿先賢們的智慧傳承。「醫生」結合醫理、食物、藥物、季節、氣候、環境以調和機體的偏勝，來解除病苦。「醫者意也」，看病是一種藝術、是一種意境、是一種智慧，更是醫生和病人之間心靈的交流感應⋯⋯。善於用意，手到心到，臨機應變，自能福至心靈，藥到病除。

「福壽康寧，人之所欲；死亡疾病，亦人所不能無。」臨床上，常苦於人們因為不正確的生活觀念和習慣，違反自然法則，不注意生活的小細節而生病。今有幸學醫，唯有將自己一生所學，真實無私地呈獻、回饋、分享給民眾健全的養生知識和不生病的方法，讓大眾通達保命養生的藝術，才能達到樂活少病的目的。明白道「理」之後，自能樂於依循老祖宗的智慧精髓，如實地過好每一天；一人健康全家健康，一家健康全民健康，「事」就圓滿了！

健康和養生是一體的，若能從小或從年輕的時候就養成良好的生活規律和習慣，持之以恆，自然熟能生巧，養生保命於無形。讓每一個人快快樂樂、健健康康地活著；走的時候痛痛快快，不拖泥帶水，也不麻煩別人，才是全人類的希求和福祉！

養生之道無他，只在行、住、坐、臥之中回歸自然而已；因為有身就有病，想要少病，就要過正確、如法的生活。

本書集結了老祖宗們觀察大自然律動的生活哲理、俚語，其中都寓藏著無限的智慧；經過個人實際運用，融合醫學和佛道兩家養生學所做的心得報告，陳述奉獻給有緣人，是本書的緣起。

書中介紹一些簡單易行、見效快速，惠而不費的養生方法；知道以後實證它，過正確的生活，健康少病是指日可待的。不必等到得了大病，甚至得了重病再來求醫，往往是來不及的。就好比人類為了發展經濟而破壞環境生態，引起大自然的反撲，其代價是無可補償的！

感謝南老師的指點和鼓勵，成就了我學醫之旅，呈獻這份心得報告妄以報師恩。感謝首愚法師、日常法師的提攜關懷；感謝先父家母讓我無拘無束地自由成長發揮，及家人親友的支持。感謝黃偉銘、蔡康寶、朱士宗、朱華、張步桃、榮向路、郭偉星、許順吉、謝福枝等老師，和所有教導我的師長；感謝區卓基、沈重光夫婦、沈乃宣夫婦、龍雲翔、鄭文音、吳弦芳、郭振祥等一路相伴，及此生中所有的貴人，每位貴人都是我生命中的導師。

感謝順天堂集團、財團法人台灣必安研究所，給我舞台，提供各項資源，成就我的研發，完成我的臨床研究，並不吝提供本書所有的實驗圖片，嘉惠有掉髮苦惱和預防老人失智的民眾。

二〇一五年歲次乙未仲秋葉曉縈書於悅心草堂

# 第一章 頤養樂活

## （日常生活養生）

古人講養生，因為生命要「養」，才能「生」活得更健康自在，因為我們每個人都是在數十億個兄弟姊妹的競賽中脫穎而出的，正確的生活習慣，是健康的最大的關鍵！

生活中一遍遍的刷牙、沐浴，到睡覺的床、枕、頭的朝向都大有學問，不注意，就會種下疾病的遠因。時下年輕人日夜顛倒、吃冰品，袒胸露乳、露背、露肚臍，也把健康的老本「漏」光了…，不僅俊俏的面容暗淡無光，頓時皺紋四起，身材提前鬆垮、走樣…，尤其是婦科病，不得不慎。

請「頸守分寸」、「一肩扛起」、「三點不露」，從此遠離「五十肩，六十腰，七十膝」等痠痛、僵硬、不良於行的灰暗人生吧！

# 大政治家——管仲的養生哲學

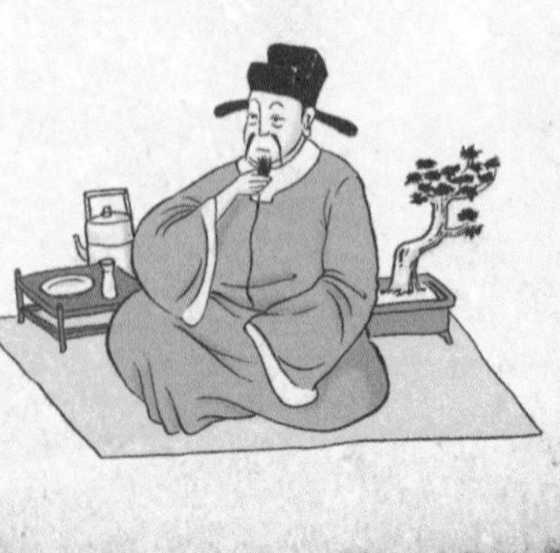

管仲是中國春秋時期的大政治家，居住的府第華麗，生活奢華，有時還僭越君臣關係。他雖然講究生活品味，卻是一位注重養生的人，他說：「**起居時，飲食節，寒暑適，則身利而壽命益；起居不時，飲食不節，寒暑不適，則形體累而壽命損。**」

他主張不壓抑也不放任，而是有節制地調養生命，由那裡了解呢？

一天，管仲的好友來和他談論有關「養生」的問題。

管仲說：「肆之而已，勿壅勿塞！恣耳之所欲聽，恣目之所欲視，恣鼻之所欲向，恣口之所欲言，恣體之所欲安，恣意之所欲行……。」

管仲認為滋味、聲色是用來養生的，來時接受它，去時不必流連；生命是活潑自在的，生活的藝術是「隨順因緣、任運自然」。不要壓抑自己的思想、慾望、喜好、興趣；活著的時候快樂自在，不必把耳目等五官的享受，壓抑得死死的，生活情趣淡然無存，變得一點生氣也無，呆若木雞，那就沒有意思了。壓抑得太厲害，反彈得更大，最好是聽其自然，不必太壓抑，死氣沉沉；也不要太過分，讓慾望無止盡地發展。

他反對假裝、做作、壓抑、拘束、矯情、封閉、自虐；**他認為人活得快樂自在，才是「養生」的最高哲理**，勝過吃長壽丸、還少丹、滋腎丸等補養藥。活著的時候快快樂樂，無病無痛，走的時候痛痛快快，乾脆俐落，既不麻煩別人，也不拖累自己，才是真正瀟灑自在！

## ■無病第一利，身心決定

這個靠五穀滋養，由地、水、火、風四大元素所構成的肉體，想不生病，有可能嗎？有的人一輩子無病無痛，連什麼是傷風感冒、拉肚子都不知道；相反的，有的人卻是一天到晚生病。有趣的是，這些一天到晚生病的人，卻活得較長壽，那些平日少病少痛的人，偶而一個傷風感冒就要了命。我有個朋友，身體結實，聲音宏亮，每天晨泳，感冒三天，突然走了……，這個意外事件讓所有的朋友都感到悵然。**身體健康與否除了與前世業因緣有關外，也受到今生攝生、營養、保暖、情緒等調理保健得當與否**，有著莫大的關係。

《大智度論》上說：「無量眾生有三種『身』苦——老、病、死，三種『心』苦——貪、嗔、癡。」可見世界上沒有一個真正「身心」健康的人，**人外受「六氣」的影響，內受「七情」的擾動，都能令人身心俱病；才有：「百年三萬六千日，不在病中即愁中」**的詩句。可見我們每個人無時無刻都在病中，不是「身」有病，就是「心」有病。身心是相隨的，心影響身，身影響心，相互影響，分不出誰主、誰副，誰先、誰後。一般人身體健康時，心情開朗愉悅，正面能量多，腦中的思緒也會較少，生病時就相反了。

人「身」體有病找醫生診治，休息休息就好了；最怕的是「心」病——貪、嗔、癡、愁憂、煩惱、嫉妒、恐懼、懷疑、比較、計較，害怕仇家相遇，喜愛的人不能長相廝守，所求不得，內心極不寂靜，最後更加害怕必須和可愛的親人離別，失去所有的財物，太多了……。這些愁憂煩惱混亂了我們的思緒，負面能量啃蝕著我們的心靈，使心鬱抑不得抒解，所以說：**「心不淨，人就多病」**，心對於身是決定的，故言：「莫將身病為心病，說是無關卻有關。」

**想要少病、少惱，最佳的方法是修無害行的「慈悲」觀**，因為有慈悲心、同理心，才能夠真心地愛護一切眾生；不起嗔怒憤恚，而惡口、打罵、虐待，甚至殺害眾生，不傷害眾生，就不會造惡業；今生來世可以獲得健康、長壽、端正、高大、威武……，不會羸弱、殘缺、夭折、短命！

## ■有身，故有患，修持得道

**人生最可貴的是「生命」，人最愛惜的是「自己」**，但不管多麼愛自己，想不老、不病、不死是不可能，也求不來、做不到！所以老子說：「吾之所以有大患者，為吾有身也」，**「身」是一切痛苦、憂患、怨害的根源，有了它，飢渴、寒熱、慾望、嗔恚、怨懟皆相隨而至。**

我常告訴朋友們，當身體發出警訊時，不可置之不理；但也不要太過神經質，疑神疑鬼，弄得自己和家人雞犬不寧。譬如說，「屁」暗示著消化道的健康情況；當您發現最近經常「放屁」，您得關注是否進食中「吃飯配話」，吃進太多空氣所致，或蛋白質吃多了消化不良，或腸內不好的細菌過多，或進食蕃薯、豆類、大蒜等，或食物殘渣、宿便在腸內發酵所致……；還有屁的氣味、聲音的大小……都得要注意。

在還沒有真正病的時候，有一點小小異狀，要觀察、面對、改善，疾病就不會找上門來；小病要找方法或醫生，症狀很快就能得到緩解，大病才不會找上門**（有能力自己調理最好）**。不要「貴命賤身」，把身體看得這麼不值錢，以為小病自己會好；等到變成大病了，再來看病吃藥、求神問卜，想方設法祛病延壽…，有時是來不及的！

沒病的時候就要把身體調養好，這才是真正的「預防醫學」，等到真有病了再吃藥，要多費幾把勁了，有時還回天乏術呢！

有種心力堅強的人，是不用靠藥物治療的，靠「心力」**（心能轉物）**，但那要有修持得道，或極大堅定念力的人，才可能轉變身體的病痛，不是一般人做得到的，理性觀念上知道，實際功夫上很難達到！

## ■安富養榮，瀟灑走一回

如果生活安逸，過著飯來張口，錢來伸手的日子，身體缺乏最起碼的肌肉鍛鍊，在加上終日無所事事，每天過著「無語怨東風」的日子，久而久之，除了身體孱弱、弱

思帖醫方

### 「屁」暗示消化道的健康

**如果經常放屁，請注意：**

1. 是否在進食中，吃飯配話，吸入過多空氣？
2. 蛋白質食物吃太多，導致消化不良？
3. 食物殘渣、宿便在腸內發酵，引起壞菌過多？
4. 吃了蕃薯、豆類或大蒜等食物？

不禁風外，精神、心靈都會沒有著落點，身體機能和心理情緒都會生病的！

閒聊中，我們常發現某些人很樂觀，他們主張隨心所欲，恣情享樂，大快朵頤，吃的是山珍海味、穿的是名牌、住的是別墅、聽好聽的、坐名車⋯，「錢多事少離家近，睡覺睡到自然醒，數錢數到手抽筋⋯」，反正現在醫藥很發達，有病吃吃藥就好了，人生苦短，不活在當下，實在太可惜了⋯。

真的好灑脫，令人感佩！

我們因為有這個身體，所以終身為他勞役，愛戀它、給它營養、給他吃、給他穿、給他住、給他名車代步，盡其所欲地玩樂、享受、作威作福，還為他做了很多壞事；忘了「身體」**是生命借來使用的一個工具而已，而我們卻把它當做是生命的本體**。

有位朋友，健康檢查時，生化檢驗數據不只三高，幾乎是什麼都「高」！卻無所忌憚，縱使痛風發作，也照吃不誤。只要見到喜好的食物，那管得了什麼高不高的，吃了再說，痛就讓他痛，就是不能不吃！不合他口味的，可以餓肚子，三餐不吃；見到喜歡的豬蹄膀可以一次吃三個，一餐吃二大鍋的海鮮粥（一鍋四人份），蝦子可以整盤全吃光⋯，真是厲害吧！

他們好像真的不畏懼「恣意嗜欲」所帶來的禍患？他們認為人最終都會死，最後化成一堆灰燼罷了，重要的是活著的時候要即時行樂！「不做無聊之事，何以遣此有涯之生呢？」

病來了，死就死，沒什麼可怕的！言下之意，表示死並不可怕，也「不怕死」，實在太瀟灑了！堂而皇之的說：「我不怕死」，真的嗎？那是還沒經歷到那個將死的境界。死也許不是太可怕，但等到病來時，疼痛、折磨、開刀、截肢、電療、化療、氣切、插管、半身不遂、癡呆，癱瘓時腦子清楚，四肢不能動⋯，有時讓人求生不得，求死也不易啊！死前的衰老、衰退、病痛、折騰，不是我們現在少病痛的人可以體會的，嚴格說，一切有生命者都怕死！

## ■「攝生」、「養生」是預防醫學

道家認為「生」是一件大事，所以要把「生」養好，讓他少病或不病，以盡天年；甚而求長生不老，求不死。主張藉由打坐、煉氣、吐納、導引、服食、煉丹、辟穀，以袪病延壽的種種養生方法，和修煉神仙之學，以期達到「與天地同休（齡），與日月同壽（命）」的「長生不死」境界。包括中國醫藥的發展，都是在求健康長壽之道，都主張「養生」，也就是在還沒有生病之前，先注重保養。

《內經．四氣調神論》中講養生，講天人合一，講生命與氣候之間的變化；講什麼時候睡覺、什麼時間起床、什麼時候放鬆、什麼時候不可發怒⋯，這類調氣、調神的道理；懂得養生的原則，就不容易生病，萬一生病了，也知道應該如何調整生活作息使他恢復過來。

道家注重平日起居飲食的調攝保養，比如說：「早上不可空腹，晚上不可飽食」。吃早餐，能除飢渴，令精神飽滿，體力充沛、氣色良好、心情愉悅、思維敏銳清晰；**「飲食以『飽』為苦，飽苦會傷心，傷心就會氣短煩悶⋯。」**，講究這類「攝生」、「養生」之學。

**「養生」是保健的、積極的，是真正的「預防醫學」**，才能在有生之年活得健康快樂。

《內經．靈樞本神論》也說：「故智者之養生也，必順四時而適寒暑，和喜怒而安居處，節陰陽而調剛柔，如是則僻邪不至，長生久視。」

## ■滿園芳草皆仙藥

「文殊菩薩」有一天心血來潮，叫「善財童子」去採藥。善財童子到外頭一看，山河大地上的這些動植草木那一個不是藥，就隨手抓了一把回來遞給了文殊菩薩說：「大地無處不是藥」，文殊菩薩說：「善哉！善哉！此藥能活人，亦能殺人！」

天地生長萬物，有好的、有壞的，但天地並沒有對萬物分好壞。補藥、毒藥都是藥，都可以治病；毒藥可以致人於死，但有時治病，還非用它不可。補藥能補虛，但太過了也會補死人。毒藥用之得當，亦能治病活人，有些重病，還非吃毒藥不能治癒呢！

萬物因時間、空間、對象的不同，使用的動機和方法不同，才有好壞、是非、善惡的差別。《神農本草經》云：「上藥令人身安命延，…中藥養性，下藥除病…」。

張子和在《儒門事親》一書中提到：「養生當以『食』補，治病當論『藥』攻」，戒人不可以隨便吃補，否則邪氣未去，補之，適足以留寇家中，反而助長邪氣，因為「氣血貴乎流通順暢，而不喜滯礙不行」，這些觀點尤其適用於老人、虛弱的人、感冒或大病初癒的人。

我常遇見一些心急的媽媽，和大病初癒的家人；病人才剛剛好轉，就問我可不可以燉人參、西洋參，雞精給病人補一補？**病後最好給予清淡飲食，此時高營養的食品或補品是吃**

不得的！不要以為病後手術後體虛就應該補，有時虛是不受補的，否則會「復病」（復發之意）！

## ■藥醫不死病，偏補病五臟

「吃補」儼然成為現代人的一種時尚。人們特別愛惜自己的身體、生命，惟恐受到傷害不適，所以**每天吃高營養的食品，給予特別的補養照護，結果營養太好了，反而容易生病或致癌！**

尤其是老年人最喜歡進補，老一輩的人吃「高麗參燉猪心」、「十全大補燉雞湯」等，而現代人好補維他命A、B、C…。出國一定買成藥，自己吃不打緊，還買來送人，卻不知，很多人常常是被補藥給補出毛病來的！

原因是，都怕虛，所以補。**「補」的先決條件要知道自己缺什麼，補什麼才有用啊！**如果您缺A，卻補到B，補了等於沒補，有什用呢？吃多了排泄不及，還有藥物囤積中毒的危險！「補法」一般是要在身體「無邪氣」（無虛火也無實火）的狀況下使用。

譬如說，許多熱心的人士，隨便取得了一個浸泡藥酒的方子，便到處宣傳推廣，好像喝了那一甕酒，就能長生不老的樣子。補藥是不能亂吃的，要知道您那個臟腑弱，那個臟腑強，補那個弱的，調降那個強的，才能達到「陰平陽秘，精神乃治」，氣血陰陽平和的境界啊！中醫治病調藥講究的是均衡，道理很簡單，五臟六腑是不能偏的，偏了就生病。補了腎，那心怎麼辦（水剋火）？補了肺，肝受累（金剋木）！所以無所謂補不補，調理其不正謂之「補」。身體裡的陰陽氣血要平衡和諧，身體才會健康。您補腎也好，補脾也好，偏補了任何一個臟腑，另外一個臟腑就受損害了，補藥是絕對不能亂吃的。

## ■補陰？補陽？正本清源之道

補藥是可以吃的，但要辨明是「陽虛」還是「陰虛」？陽虛則補氣、補陽，黃耆、人參、鹿茸、補骨脂，陰虛則補血、補陰，當歸、阿膠、玉竹、枸杞子，知其陰陽之所缺而調補之，才是健康養生之道。

現代人和老年人陰虛者多，所以應該滋陰，而不是補陽！為什麼？

現代年輕人生活作息不正常、晚睡、常吃燥熱性食物，所以容易陰虛火旺，應該滋陰補水，以去除體內虛火才對。這些人的身體是陰不足，所以應以滋陰藥來調和，才能陰陽平衡，精神煥發。

高麗參是補陽的，陰虛的人是補不得的！若一概以陽藥補之，結果補錯了，裡頭都是虛火，身體裡頭已經有火苗了，補藥下去更冒火（發炎），慢慢就病倒了，卻不知是補錯了。他本來就虛，補錯了，愈補愈虛，最後不可救藥；所以高明的醫生會先清其虛火，再施以補藥，方是「正本清源」之法。

**中醫治病方式是很科學的，有汗、吐、下、和、溫、清、消、補等八個方法，具體靈巧**

運用發揮在治療各種疾病的症狀上。這八個方法主要的目的是通過藥物的作用，使人體臟腑氣血陰陽之間重新歸於平衡。有的以「補」為消，有的以「下」為補，有的先「清」後補，都有講究和次第的，運用之妙，存乎一心。

## ■七年之病，求三年之艾

《孟子・離婁篇》中說：「七年之病，求三年之艾」。

所謂「七年之病」指的是一個人已經病了七年了，表示病得很久了；「求三年之艾」要用陳年的老艾草，打爛了做成艾絨，戳一點放在老薑片上，再放到穴位上，點火燒艾絨，使陳年艾草的藥氣，經由煙燻之力，慢慢由皮膚滲透進入體內，以治病療疾。這句話主要是提醒我們，要在還沒有生病的時候就要做好準備，不要等到生病了再來治療，有時都太慢了。

好比，流汗時毛細孔張開，扇風取涼，風吹入毛細孔中，很容易就頭痛、頭脹、肩背酸痛，甚至於感冒、鼻塞、流鼻水、發燒；這時回到家，馬上喝一碗熱熱的粥，讓身體微微發汗，風寒邪氣隨汗水排出體外，身體自能輕安舒暢！若臨時找不到藥，廚房裡也有老薑啊，所謂：「**家備小薑，小病不慌。**」切七～

### 醫方思帖

### 什麼人才可以吃補藥？

身體特別好的人才可以吃補藥，因為他有調解臟腑平衡和吸收的能力。另外，在「冬至」或「立冬」時，若沒有感冒，沒有火氣大或口乾舌燥的情況下，「平補」一下機體的陰陽氣血是無妨的，能強身健體！

八片老薑，小火煮個十五分鐘，待煮出味後，加少許黑糖，趁熱喝，汗一發，將風寒邪氣隨汗水帶出體外，病就好了啊！

或**取蔥根和蔥白洗淨同米一起煮粥，趁熱吃，發汗後，也可以療治風寒感冒頭痛、鼻塞等症狀**。流行性感冒流行時，也可以用蔥白、蔥根一起煮水，讓味道散發在室內，具有淨化、消毒空氣，預防感冒、感染的作用。如果有疏風散寒的中藥，如葛根湯、桂枝湯，荊芥、防風等，服用一包，感冒頭痛等不適的症狀，也能立即消除！

不管用任何方法去除病症都可以，絕對不能不理它，等它自然好，有時要好多天昏昏沉沉，不舒服，不能做事，最後可能還要刮痧、吃藥、拔罐，多折騰幾天；或引發其他的病變，怎麼划算呢？因為您不理它，它會來理您，使您工作生活都不清爽，上不了路。

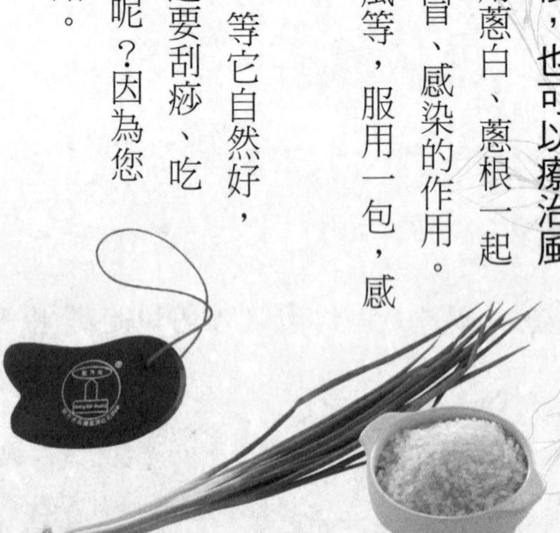

## ■祛病延壽，隨時儲備能量

我們的生命像「箭」一樣，發射出去，就開始向下墜；又像早晨的朝露，迅即消失；又如瀑流，只有向下，沒有返轉的餘地。壽命短薄，如石光火，如水上泡，如電光出！

生命像電池一樣，剛生下來的時候電池的儲備電量是100％，隨著年齡的遞增，身體慢慢長大，活動力、勞動力增強了，心也開始有思想、有念頭、有想法，情緒也常隨外境而婆娑起舞，無處不在耗損生命的能量；所以應該要省著點用，用了更要懂得充電，才能持久。

「心要靜」而「身要動」，身安逸、心浮動都不健康；身動氣血循環才能正常運轉流行。所謂「**戶樞不蠹，流水不腐**」，我們看老式的門，一開一關，門開來開去，戶樞（門軸）永遠光亮，不生蛀蟲；流動的水不會發臭，死水不動會生蛆長蟲的。

古代物質慾望少，思想單純，心境清淨不複雜，病痛相對的也比較少，而現在的年代，物質進步，知識豐富，思想複雜，世智辯聰，都在消耗損減我們的能量，所以毛病就越來越多。生命放射消耗得最厲害的是思想、念頭，在在減損我們的生命，所以不可隨意損耗、消磨。

生命的動力，是依賴精神的充沛；精神的充沛、虧損，隨著氣血的盛衰而定。過度勞累一定呈現消耗、虧損；思想精神能安靜平穩，體力自能充沛，才有可能健康。

**當我們體力、腦力消耗過後，請「端容正坐」五～十分鐘的時間，調整呼吸以充電，生命之能用過了之後隨時要補充，自然能恢復精神、體力**。人在平靜安穩的狀態下，思想、念頭放空靈時，呼吸深沉而緩慢平穩，心緒安寧，大腦皮層的活動趨於和緩協調，氣息才能充滿整個身軀，生理機能才會生生不息；用自身本具的精、氣、神調和身心，層層昇華，身心氣質會自然轉化，就是在充電、充氣，即能快速恢復體力、精力。

# 從頭到腳的養生學

## ■枕頭沒選對，越睡人越累

一日心血來潮，瞬間在腦海中想起：「高枕無憂」的傳言是真實的嗎？嗯…，或許應該實際體驗一下「無憂」的滋味？於是向媽媽借來藤製的枕頭，一睡…不知不覺在麻痺中被喚醒過來…！發現這「高枕」怎麼會「無憂」呢？於是追溯「高枕無憂」的典故：

### 高枕無憂

春秋時期，馮諼是齊國宰相孟嘗君的食客，一日對孟嘗君說：「一隻兔子要有三個藏身之處，才能免於被獵人獵殺的危險！」

於是，他為孟嘗君周全設計了狡兔三窟，讓孟嘗君可以安處於那個詭譎多變的局勢中進退有據，可以安然無憂地睡覺！這「高枕無憂」是形容，事前做好周全的準備，就能平安無事，不必擔憂害怕。

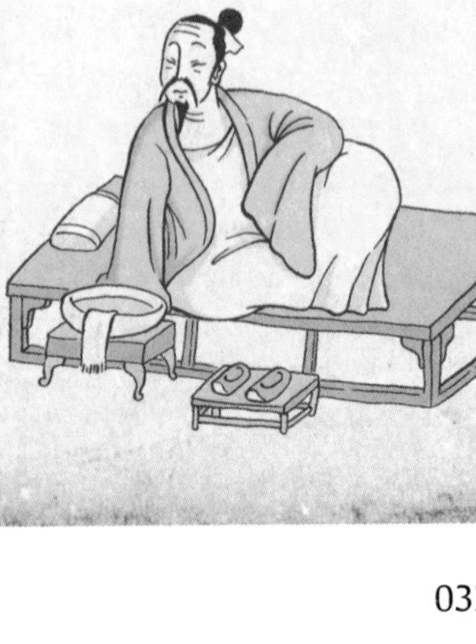

小小的枕頭，伴隨著我們經歷了無數個春夏秋冬，有的人一躺下就能呼呼大睡，有的人卻做起了春秋大夢…。**枕頭的高度、軟硬、材質，除了關係睡眠的品質外，也是造成打鼾、落枕和失眠的重要原因之一**。所以說：「枕頭不選對，越睡人越累」，由此可見，與睡眠有關的枕頭、床墊、材質、睡姿、朝向、門窗等，就不得不講究了！

### • 枕頭

枕頭的高度因人的體型及習慣而異。根據近代醫學研究指出，最適合的高度大約是六～九公分；購買**枕頭必須兼備「蓬鬆」、「透氣」、「可塑」、「支撐」四大要件，才能因應個人不同的頸部曲線，調整最合宜的高度，達到骨骼、肌肉放鬆的效果**。

枕頭太高，頭枕部和頸椎神經容易受到壓迫，使兩邊的肌肉緊繃，造成頸椎供血不足，甚至會衍生各種不適的症狀，如肩頸酸痛、落枕、頭痛、頭暈、手麻、失眠、骨刺或頸椎病等。枕頭太低，下巴會往上抬，容易出現張口呼吸、打鼾的情形。唯有睡覺時，枕頭的高度適中，才能達到全身放鬆，頸椎舒緩，令人安然好入睡！

## 「床」─宗接代的神聖殿堂

人一生中有三分之一的時間會在床上度過，所以人們對「床」似乎有

| 如果是「平躺」 | 如果是「側躺」 |
|---|---|
| 枕頭的下緣要在肩部的上方，維持下巴與床面平行。 | 枕頭的高度要與軀幹成直線水平，頸椎兩側組織受力才會平均。 |

著特殊的個人情感，它不只是休息的地方，更是傳宗接代的神聖殿堂。以健康角度而言，「硬」的竹床、藤床、木板床、榻榻米等較為理想，而床的材質以天然、透氣、涼爽為宜。

## ・床墊

現代人的床墊選擇大多是以舒適的海綿、水床、彈簧、乳膠、聚氨酯泡沫合成的記憶軟床墊居多，雖然這些材質柔軟、可塑性高，但透氣度不佳，所以建議選用天然材質製品比較好，如純天然的棉花、稻草、椰棕、木棉、羊毛、馬毛等製品，最適合人體的體型，同時也是最透氣的材質。

嬰兒和老人最好選用木板床，然後在木板床上舖上五公分厚的棉絮床墊；這樣既舒適，材質又不會太軟，尤其是嬰兒睡覺的床墊更應該要特別注意，因為此時正是骨骼成長的階段，不宜睡太軟的床墊，以免造成脊椎骨骼變形，而遺憾終生。

孩子睡覺時，母親要特別注意孩子的睡姿，必要時應即時糾正，否則容易造成枕骨扁平、頭頸歪斜或頭部變形；懷抱嬰兒時也要注意抱握孩子的姿勢，才不會導致孩子駝背或曲頸。

由於老年人可能有骨頭酸痛、骨質疏鬆、腰部勞損、骨關節變性等問題，睡軟硬適中的床墊是最舒適的，能緩衝床板過硬的不適和酸痛，有利於睡眠和消除疲勞。

## ・床的朝向

如果居家空間條件允許的話，**床位擺放以「南北朝向」為最佳**，床頭靠牆；放置床頭的牆上和天花板上，不宜掛字畫、燈飾等物品，以免掉落危險。床位不可對著門、不可對著窗、床前不可擺設鏡子；臥室要通風，並以隱密為佳。

床位擺放「南北朝向」，是因為地球本身是個巨大的磁鐵，具有磁性，其磁場是「南北磁軸」。自然界中具有磁性的元素如鐵、鈷、鎳，和含有這些金屬元素的合金或生物，會跟它們相感應，並受他們的影響。好比「鴿子」的頭部中有如磁針的磁性物質，所以在飛翔時能清楚地辨認方向，即使把牠放得再遠，也能正確無誤飛回自己的窩巢。

### • 吉祥臥——頭北、腳南、面西

人也是跟鳥一樣，在**人的血液中含有鐵，能與地球的磁場相感應；所以在睡覺時「頭北腳南」是順應大自然的磁場軸**，對於人體臟腑各組織器官的運轉、修復、代謝，乃至於情緒，都有很大的協調作用。**睡覺時「頭在北」、「腳朝南」、「面西側臥」是最健康，也最符合人體工學的吉祥睡姿！**

## 頭要涼、腳要暖

對於失眠的人而言，能順利入睡，已是上帝的恩典了！根本不敢再奢望有「優質的睡眠」？是的，但還有一個小小的動作，可以讓我們擁有優質的睡眠，一覺到天亮，即是睡覺時「頭部要涼」的生理衛生！

### • 為什麼睡覺時「頭部要涼爽」呢？

中醫認為「頭為諸陽之會」，為六條陽經脈滙聚的地方，所以陽氣旺盛，不必穿戴衣物，也不會怕冷！頭部涼爽，人會神清氣爽，語言清新，思維敏銳集中；頭部一熱，頭會發脹、頭昏、頭重、頭暈、失念、流汗，甚至於煩躁不安，思緒不集中。

睡覺時頭部涼爽，容易讓人快速進入甜蜜的夢鄉。**醫學證明：降低頭部和頸部動脈的溫度，有促進睡眠的效果**（因為後腦下視丘的溫度調節中樞散熱後，人會感覺到涼爽舒適；熱散了，體溫降了，人就容易進入熟睡狀態）。

如此一來，枕頭的材質就有學問了！歷年來以木、藤、玉、陶瓷、竹子、水晶、綠豆殼⋯⋯，甚至有用艾草、菊花、決明子等天然材質製作的枕頭，但要注意防蟲。

小時候我們睡的是用「綠豆殼」充填的枕頭，其材質輕柔蓬鬆，可塑性高，且可依個人的睡姿、頭形、胖瘦等需求，隨意調節枕頭的高度，讓頭部、頸椎在睡眠中不受到擠壓，還有最大的特色是透氣、散熱快，有安定情緒的作用，且能有效維持頭部的清涼舒適，達到優質睡眠的效果。

## ■刷牙、洗臉、沐浴、泡腳有學問

### 生活四要

每個人的生活習慣都是從小開始養成的，但你千萬不要小看日常生活中一遍又一遍刷牙洗臉的動作，它對我們的健康起著很大的關鍵，而且隨著四季氣溫變化的差距，保健養生的生活小細節更是應該要講究，只要建立正確的保健知識，將會使我們更健康、青春、愉悅，何樂而不為呢？

有人曾經詢問：「我們是晚上洗澡，老外是早上洗澡？那個好，那個正確？」

根據我多年的觀察分析，主要是台灣地形位於亞熱帶和熱帶的交界，夏季高溫、多雨，天氣潮濕、悶熱，平均氣溫可高達30℃~38℃；而春末夏初常因鋒面滯留的影響而有梅雨季節，加上台灣地形的關係，常導致熱能無法快速消散。春、秋及冬季，冷空氣由北方南下時，受到海洋的調節，所以即使在寒冷的冬季，氣溫也會顯得比較溫暖，稍微動一下，也會造成流汗的現象。

其次是，我們每天經常暴露在灰塵、一氧化碳、二氧化碳、戴奧辛、汽機車油煙、二手菸、PM2.5（**是指空氣中的細懸浮微粒，能穿透肺部氣泡進入血管中，隨著血液流動循環全身**）的空氣污染中；無形中容易吸入過敏或致癌的物質，這些隱性毒素甚至會滯留在臉部、肌膚，造成毛細孔阻塞，形成粉刺、毛囊炎或是引起濕疹、過敏等問題，根據上述的分析，關於早上或晚上洗澡的爭議已有詳解的答案了：身體上的汗臭、污垢，不沖洗乾淨能躺到床上？可以容忍到隔天清晨再洗澡嗎？

健康方案一

# 「溫水刷牙」能固齒補腎

據說，世界上最早發明牙刷的是「釋迦牟尼佛」，因為他非常注意衛生，一吃完東西馬上要刷牙，或許你會好奇在那個年代要用什麼東西刷牙呢？正確答案是「楊柳枝」。怎麼做呢？將楊柳枝泡在水裡，刷牙時，用牙齒一咬纖維就散開了。我二千年到印度恆河邊上的瓦那那西朝聖時，還看到有人賣楊柳枝，現在到印度還可以買到用楊柳枝萃取的牙膏，聽說潔牙效果很好。

刷牙漱口取用的「水溫」也是有學問，必須要講究的，尤其是在天寒地凍的冬季，從水龍頭流出來的水是冰冷的，最好能加點熱水，變成「溫水」（35℃～36℃左右）再刷牙。**因為人體口腔是恆溫的，牙齒、牙齦維持在35℃～36℃左右較舒服，能分泌各種消化腺體、津液、口水和進行新陳代謝。**

一般我們冬天起床刷牙，打開水龍頭，水溫大約在9℃～13℃左右（有時更低），水一入口，牙齒有瞬間被凍僵的感覺，大家應該都有過這樣的體驗。天冷，我們喜歡吃熱食、熱湯或火鍋取暖產熱（約70℃～90℃），當牙齒、牙齦經常在這種驟冷驟熱的溫度刺激下，容易出現各種不適，久而久之，牙齒就容易鬆動脫落，牙齦萎縮，而縮短牙齒的壽命。**建議每天三餐進食的溫度不要太冷、太熱，飯後要漱口或清潔牙縫，**以保持口腔的潔淨，預防牙菌侵蝕，造成牙齦、牙周等不適。

除了用溫水刷牙外，最好能經常按摩牙齦，**可用等量的「骨碎補、續斷、白芷、細辛」等中藥材研粉**，有固齒、預防牙周病，避免牙齒牙齦過早鬆動、萎縮，而縮短牙齒使用的壽命。此外多吃「粗纖維」的食物，並細細咀嚼，磨練牙齒，能促進牙齦、牙槽的血液循環，以防止牙齦早衰、萎縮。

有些人刷牙時會流血，牙齦經常紅腫疼痛，有可能是牙齒或牙齦發炎，或已進入牙周病的前期，請儘快看牙醫；若看了牙醫仍沒什麼進展，請找中醫師，有可能是腸胃問題引起的，那麼改善腸胃功能，吃些清胃火的藥即能獲得改善。

**若刷牙時經常流血、口臭，且牙齦萎縮，牙齒變長，齒縫變大，牙齒鬆動、移位，可能是牙周病**，最好到牙科診所檢查。並選用軟毛牙刷，牙刷的面跟牙齒呈45℃，不要垂直刷洗，以免傷害牙肉，引起細菌感染，並應經常保持口腔清潔。

民間有個說法：拔牙，或牙齒、牙齦紅腫疼痛時，最好少吃「魚鮮水產」等腥味重的海產類食物，因為海鮮類蛋白質含量高，令傷口不容易癒合和消腫。另外一個禁忌說法是，有些魚類性味甘溫，如鱔魚、草魚、鯰魚、鰱魚、帶魚等；如果牙齒已發炎紅腫，再吃了這些溫性的魚類，豈不是火上加油，讓傷口或紅腫的牙齦更不容易消腫和癒合嗎？

健康方案二

## 冷水洗臉「細嫩駐顏」

洗臉一般早晚各一次，洗臉的目的，是為了要清潔堆積在臉部的灰塵、油脂或化妝品等污垢。**適當的水溫是清潔皮膚的重要條件**，水溫過冷、過熱都不利於皮膚；合適的水溫才能消除疲勞，使皮膚得到最好的清潔和滋潤。

**冬天不要因為怕冷，而用熱水洗臉，因為熱水容易洗掉臉部的油脂**，反而會造成原本嬌嫩的皮膚，變得乾燥搔癢，甚至脫皮。特別是皮膚乾燥的人，臉部少量的油脂被清洗掉了，會造成皮膚更乾燥、皺紋增多，而顯得蒼老；此時，擦再多的保濕、除皺、凍齡的營養霜，都趕不上皮膚的老化、鬆弛和萎縮，所以切忌用熱水洗臉，尤其是皮膚容易過敏、皮膚炎、皮膚疥癬的人更應該要謹慎；而且水溫過熱，反而容易助長皮膚的炎症，適得其反。

**為了使皮膚細緻、光澤、亮麗、滋潤，有彈性，建議用「冷水」洗臉！**

「冷水」指的是從水龍頭直接流出來的水，摸起來有微涼的感覺，**水溫大約是在23℃～33℃左右最舒服**。特別是早晨起床，用「冷水」洗臉，能振奮神經、提神醒腦、增進血液循環，以及對寒冷的適應力和抵抗力。

臉部受到冷水的刺激，皮膚淺表的血管會反射性的擴張和收縮，能增強皮膚的呼吸，此一張一縮，無形中能幫助臉部肌肉按摩，增加皮膚的彈性，達到水嫩駐顏的美容效果，同時也能預防感冒和上呼吸道感染。

大家是否想過：「人的臉部相較於軀幹是比較能抵禦寒氣不怕冷的，為什麼？」

《內經》中記載，黃帝好奇的問岐伯先生：「天寒地凍之時，地裂而結冰，手足僵凍，何以『人面獨能耐寒』而不衣？」岐伯（上古時代醫家）回答：「頭為諸陽之會，諸陽經脈皆上到頭耳，故面能耐寒。」

人體有六條陽經脈：手三陽經（大腸、三焦、小腸），由手走到頭面；足三陽經（胃、膽、膀胱），從頭開始走到腳，所以說：「頭為諸陽之會。」，這六條陽經都是上達到頭部，在頭面上交接，因此天冷時身上要穿衣禦寒，唯有頭部及臉部不怕風霜寒冷，因陽氣旺能禦寒，不必穿戴衣物。

現代醫學認為，頭顱內有著人體最複雜的神經、內分泌等中樞，對全身各個系統和臟腑器官起到調節的作用，所以也建議洗臉時用冷水，能起到提神醒腦、明目、潤膚美容，和提高思維能力，並能預防感冒；尤其在疲憊時用冷水洗臉，更可馬上消除疲勞、振奮精神、使頭腦清醒。所以不要害怕用冷水洗臉，無法將臉洗乾淨；當然在嚴冬時，若水龍頭出來的水實在太冷、太凍了，**請將水溫調節在攝氏23℃左右洗臉**，長此以往，可以讓臉部肌膚常保光滑、細嫩、亮麗、緊緻，有光澤。

## 健康方案三 熱水泡腳「強身健腦」

如果能經常用38℃~45℃的熱水，在睡前洗腳或泡腳，可以促進足部的血液循環、舒筋活絡，增強氣血的運行，頤養五臟六腑，進而增強各個器官的生理功能和恢復疲勞。另外，**熱水泡腳，能引頭部浮游無根之火往下行，可以有效改善睡眠障礙**，一覺到天亮。足部寒涼的人，睡眠品質一般都不太好，尤其在冬季，一定要將腳保暖好，腳暖和了，身體就不冷了，才能安然進入夢鄉；所以自古便有「睡前洗腳，勝吃補藥」的說法。

俗話說：「樹老根先枯，人老腿先衰」。「腳底心」是人生命的根源，老人一般氣血較虛衰，腳底心容易發涼發冷，尤其在冬天的夜裡，雙足裹在棉被裡，直到清晨還是冰冷的，無論怎麼纏裹就是不暖和。古人用銅、錫等做的水壺代為溫床保暖；老一輩的人用鋁、不鏽鋼、橡膠，製成扁圓形器貯放熱水，置於被窩中取暖；而現今已發展到電熱爐、暖氣、電毯，應有盡有。

**健康的人，手心腳心是暖的，兩條腿的氣脈是通暢的，走起路來矯健有力，是長壽之相**。人老不怕頭髮變白、皮膚鬆弛，怕的是雙腳不暖、不靈活。很多人老了不是腳發麻，就是兩條腿走不動，發麻是身體內部有濕氣，氣脈通不過去，所以當我們覺**得筋骨越來越僵硬，雙腳越來越沉重，表示身體已在走下坡，是衰老的徵兆**；因此，要保持雙腳的腳底心暖和與氣脈通暢！（請參閱本書《兩足尊是健康之本》第57頁）

# 沐浴得宜「安眠養心」

洗澡有人叫「沐浴」，有人稱為「沖涼」，以淋浴較為衛生；主要是清除身上的汗臭、污垢及油脂，達到消除疲勞、舒筋活血、改善睡眠、提高皮膚的新陳代謝和抗病能力。

洗澡的次數太多、水溫太熱，會破壞皮膚表層的皮脂腺，流失太多皮膚的水分，使皮膚受損而變得乾燥；皮膚乾燥就容易搔癢、皸裂，甚至起紅疹、脫皮，造成皮膚的抵抗力減弱，反而加速皮膚的老化、鬆弛和萎縮，這是大家所不樂見的。另外，用太熱的水洗澡，剛開始皮膚受不了，不一會兒，皮膚會逐漸對水溫產生適應力和耐受力，常在不知不覺中傷害了嬌嫩的皮膚。

夏天為了散熱，人體的毛細血管會因擴張而流汗，大量流汗之後馬上洗澡，如果是洗冷水澡是對身體有害的，因為**身體受冷水的強烈刺激，體表血管瞬間收縮，使原本已升高的血壓，再次急劇上升，還會加重心臟的負荷**，容易出現頭暈、心慌，甚至暈倒，有時會危及生命，應特別小心謹慎。

| 洗澡四忌 | | | |
|---|---|---|---|
| 忌 | 忌 | 忌 | 忌 |
| 大流汗後、飯後、飢餓、酒後、血壓過低時洗澡。 | 搓揉過度。 | 水溫太熱。 | 太勤、太久。 |

建議流汗後最好先休息一下，或移到涼爽的地方一段時間，待體溫下降，不再流汗之後再洗澡。

用冷水洗澡會因為水溫過低感到寒冷，不但不能消除疲勞，還容易感冒，因此應儘量避免，尤其是**女生因特殊的生理結構，特別是在經期、哺乳期、懷孕期間都不要用冷水洗頭或洗澡**，否則容易引起內分泌紊亂失調，而導致月經不調、經痛、血塊、經閉、白帶、頭痛或無奶水、流產等一系列的婦科疾病。

**若因特殊因素，必須用冷水洗澡時，請用雙手先沾冷水，搓幾下後，再擦拭肩、頸、前胸幾下，使這些敏感和具有某些特殊穴位的地方先適應水溫，才不會受寒傷身。**

有些人為了治療某些疾病，需要泡溫泉、坐浴或盆浴，但建議執行的時間不宜過長，泡溫泉的水高度最好在心臟以下，以防心腦缺氧、缺血及皮膚脫水；如果是在家裡浴室，必須備有抽風機，讓空氣保持流通，不能密閉。我有位中年的女性朋友，冬天獨自一人在家中泡澡，第二天沒到公司上班，才被發現死在浴缸裡，所以要注意沐浴方面的安全！

**洗頭忌用冷水洗頭，水溫以38℃左右為宜，**並且不能任由頭髮自

| 洗澡的水溫 | | |
|---|---|---|
| 1. 一般春秋季以35～40℃為宜。 | 2. 夏季在27～33℃左右。 | 3. 冬季以38～42℃之間，較為理想也最舒服。 |

然乾，而要立即取吹風機吹乾頭髮，否則容易頭痛、頭重或月經不調。

**洗頭的安全順序：**先將頭髮弄濕，將適量的洗髮乳倒在手上，先雙手搓揉均勻起泡後，再輕輕塗抹洗頭，而不要直接將洗髮精倒在頭髮上；根據專業研究報告指出，這些含矽靈，或乳化劑的洗髮精、潤髮劑，容易傷害頭髮和頭皮。

沖洗頭髮時，以將頭髮上的清潔劑沖洗乾淨為宜，時間不宜過久，但一定要沖洗乾淨；如果沖洗不乾淨，嚴重時會出現掉頭髮、禿頭、頭皮屑、頭皮過敏和致癌的危機。

香皂可以清潔皮膚上的灰塵、污穢、油脂，**購買香皂時，請看清楚「產品成分含量標示」，不要買到含有「廣譜抗菌的三氯沙」**（Triclosan）化學劑，其成分對皮膚傷**害較大**。

醫思方帖

## 「鹽」的妙用

對於皮膚乾燥者、老年人或有皮膚病的人，我常建議他們改為2～3天洗一次肥皂，其餘的時間用清水來沖澡，或改用「細鹽」搓揉清除皮膚上的污垢和去角質。

全身都可以用「細鹽」來清洗，包括頭髮。它像細沙一樣可清洗臉部、搓揉按摩全身、背部、腳跟的厚皮，不但能促進皮膚毛細血管的循環和新陳代謝、防治皮膚病，還有「去角質」的作用；只要肌膚不破皮都可以用「細鹽」來搓澡。

洗臉時，取一小勺的細鹽，放在手掌心，加少許的水拌勻，然後從額部自上而下，輕輕的搓洗額頭、鼻樑兩側、口唇四周、下巴，這些地方的皮膚比較容易出油，角質較厚，可以輕微按摩幾下至皮膚滑溜、細嫩。但注意「兩顴骨」和「眼部」的四周圍，用手輕輕的撫順幾下就好了，不要太用力，否則容易刮傷皮膚，因為這兩處的皮膚比其他上述的皮膚還要細嫩，如果按摩的力道太大或搓揉的時間太長，反而容易傷害此處細緻的皮膚。

最後用清水洗淨，擦上化妝水或保濕面霜就可以了。此方法對毛孔積聚的油脂、粉刺、甚至是「黑頭」粉刺，都有非常好的清潔作用，讓皮膚看起來水嫩、亮麗。

洗澡時，先用溫水淋濕身體，取適量的「鹽」置於手中（不加水），由脖子頸部開始，像磨砂一樣搓揉按摩全身軀幹直到腳底板，最後用清水徹底沖淨身上的鹽即可，洗後令全身皮膚水嫩、透明、滑溜、細緻。

肥胖者，用「鹽」來清潔全身外，也可在肚臍、腹、腰、腿的部位多搓揉按摩，具有特別的減肥效果；或是取絲瓜絡（成熟的老菜瓜曬乾而成）、海浮石搓背，也有通經活絡的作用，勝過化學纖維製的洗澡巾、海綿等。沐浴得宜能消除一天的疲勞，幫助我們輕鬆入眠，睡得好，健康自然沒煩惱！

## 保背、護臍、三點不露

### ‧重人貴生

我們每個人都是在數十億個兄弟姊妹的競賽中脫穎而出，並在母親的子宮裡安然地孕育了十個月，在各種因緣條件具足下被「生」出來，還要克服許多外界的干擾，方能順利存活長大；接著要讓自己活得健康、活得自在，少生病（身）、少煩惱（心）、長壽，甚至於進一步修煉達到長生不死的境界才有可能。

最後，除了自己健康長壽外，還要幫助身邊的至親好友，活出健康、快樂、舞動、光彩的人生，才更有意義。因為人生最可貴者「生命」，愛生惡死，是生物的本能，況且人最愛的是自己，所以除了講求健康樂生，還要去凶遠害，因此如何「養生」，鍛鍊好體魄，成為人生最重要的事情了。

中國人講「養生」、「攝生」的目的，在於生命要「養」才能「生」活的康健自在。「養生」是把自己養得身心都健康、少病，且快樂、知足、安祥、和諧、自在、不煩惱、不痛苦、不憂傷、不怨恨、不恐懼⋯，快快樂樂地過一生！我們的所有學問、知識、技藝、乃至於人生的態度，都是為了「生」而服務的。

提供幾個生活小常識，做為平日居家及四季氣候變化的保健，只要稍加小心防護，可以讓我們安然地度過每個春、夏、秋、冬。尤其在天氣變冷變熱時，這些虛邪賊風都能令人致病，所以特別要注意維護保暖好我們的肩、頸、項背、肚臍、膝蓋等處，可以讓我們免於感冒、頭痛、肩頸酸痛、背痛、肚子膨風、四肢冰冷、抽筋及失眠等困擾。特別是對體弱者、老人、小孩、抵抗力差、過敏體質者，可以減少傷風感冒的機會。

### ・保「背」行動

人的身體結構從古至今沒有改變過，對於有形的生命而言，背脊骨到腦中樞的神經最為重要，這正中線的背脊骨主幹，一節一節直上到腦部，維繫著我們整個身體的健康，一切生命的「氣化」都從這裡開始發展。

脊柱的中間有一條中空的縱行椎管，是用來保護「脊髓」和「脊神經」的；這條中空的管線有條經脈在其中，中醫稱做「督脈」，西醫稱它為「中樞神經」系統，中西醫和道家都非常重視它。**人活著時，是否健康，能否長壽，視背脊骨的中樞神經系統的氣機是否通暢調達？通暢調達則長命百歲，否則必百病叢生。**莊子更認為此條經脈通暢了：「可以保身，可以全生，可以事親，可以盡年」！

何以要保「背」呢？

保護好他有如此重要嗎？

是的，保護好「背」的目的有二：

1. 肺主氣，司呼吸，上連氣管，通竅於鼻，與自然界的大氣直接相通，居五臟的最高處；因與外界相通，故當外邪入侵時，首先侵犯到肺支氣管。肺為嬌臟，不耐寒熱，肺受邪則百病蜂起，**進風則喘，受寒則嗽，聚濕成痰，有火則咳**。背部保暖，邪不易入侵，即能預防外感，增強免疫力。

2. 背為陽，是「督脈」和「足太陽膀胱經」所行之處。督脈位於後背中脊，總督諸陽，稱為「陽脈之海」；足太陽膀胱經位於背部脊柱兩側，其俞穴內應五臟六腑，沿著肩胛骨內側和脊柱兩旁的穴道，是治療臟腑疾病的重要俞穴，經言：「經脈所過，主治所及。」所以臟腑有病時，背部相應的俞穴，會出現壓痛、硬結、酸脹等異常現象。

**動物界中只有「人」是頭頂著天，腳立於地，以脊柱為中心的直立動物；且喜歡光明，活動時間主要以白天為主**。但自從電燈發明以後，人類顛覆了「日出而作，日落而息」的生活作息規律；美其名曰跨越新紀元，進入新世代，但相對的這些科技威脅人類身體、生命、心靈，其耗損也越來越嚴重，無以名狀的疾病也越來越多……。

人以脊椎為中軸支撐著整個身體軀幹，脊柱形成「雙S形」的4個生理性彎曲，使我們得以頂天立地；由7個頸椎、12個胸椎、5個腰椎、5塊骶骨和4塊尾骨相互融合而成，我們的五臟六腑等臟器分別位於脊椎的兩旁，並通過韌帶固定。每塊脊椎骨的中間有「椎間盤」軟骨相間隔，具有彈性，能起到緩衝和防震的作用，保護我們的脊椎在行走、彈跳、彎曲、旋轉、仰俯、曲伸時不易受傷。

其他海、陸、空等有腳、無腳、多腳的生物，他們的脊柱是橫著的，絕大多數是夜行性動物，喜歡黑暗，晝伏夜出，晚間繁忙活躍；我們稱他們為禽獸，佛教稱這些橫著走的動物為「旁生」，屬於畜生道。這是人和動物之間巨大的不同處。人具備胎生六界，是所有動物中至精至靈的生物，能思辨、有智慧、可學習，所以能成就世間的偉大事功，也能在短暫的一生中修煉「即生成佛」！

人老了，生命的能量耗損待盡，臟腑的功能衰退，腎氣虛衰，氣閉塞不通；顯現在外的是脊椎無力，腰背無法挺立而酸痛，慢慢變得彎曲駝背，頭也低下來了。或因長期姿勢不正或疾病等先後天因素而致脊柱彎曲而駝背。引起畸形，身體是絕對不會健康的。

**背部常保溫暖，即是保護背部的俞穴，不受風、暑、濕、燥、寒、火等外邪襲擊；因此護理得當，則氣血調和順暢、五臟安和、形神健旺、容光煥發、腰背挺直、胸膛開闊，胃口好、睡眠少、口水多、身強骨健。**

若護理不當，則風、寒、濕等六淫邪氣，容易從背部的俞穴進入人體而導致生病；因此小兒、老人、體弱者背部一定要即時保暖，穿背心或添加衣物，不要讓「背」著涼了。萬一不小心受寒了，請善用深層按摩、指壓、推拿、拔火罐，或利用牆角自助法按摩背部。方法是：背部痛點靠攏牆角，用身體的力量壓住並移動痛點，如此按摩能刺激臟腑相應的穴道、以去除外邪、消除酸痛、增強免疫及防病力，是個非常實用的保健法。

## 袒胸露「臍」

「肚臍」是女人最性感的位置之一，常見阿拉伯性感美女，妖嬈嫵媚的快速扭腰、晃臀的肚皮舞，令人有青春奔放，洶湧澎湃的悸動！

暴露肚臍曾經是中西方社會的大忌，一是禮教，二是露肚臍不利衛生。時髦、前衛的美妹們，常覺得穿露肚臍裝還不夠吸引異性；唯恐跟不上流行，還在肚臍上貼圖騰、刺青、穿洞，扣上自己喜愛的飾物，成為吸引他人目光的焦點。以往被視為禁忌的肚臍，成為女性熱衷突變，標新立異的新趨勢。

愛美是女人的天性，女性為了展現自己豐腴、阿娜多姿的體態和魔鬼的身材，越穿越短、越露越多；露肚臍、露大腿、露胳膊，甚至還露「事業線」，可謂是無所不露，有些辣妹還在肚臍眼上穿洞，卻不知肚臍的重要。為了愛美，更是越穿越少，俗語說：「愛水，不怕流鼻水」，真是「美麗凍人」！以期自我陶醉，吸引、挑逗、滿足男人的視覺，為了這樣的目的有需要賠掉自己的健康老本嗎？

**肚臍，又名「神闕」，是人體唯一可以用眼睛用手看到摸到的穴位**；它是我們生命的根蒂，我們在媽媽的肚子裡，完全靠這條臍帶供給我們所有的營養，我們才能在母胎中順利發育成長。

記得小時候，媽媽一定會為我們綁上小被子，才肯讓我們上床睡覺，目的是為了預防睡著時踢被子受涼感冒而準備的。腹部不進風受寒，就不會感冒、腹脹痛、腹瀉；當今北方的冬天，人們還是有圍肚兜的習慣，主要在保護肚臍，以免進風受寒，就是這個道理。

尤其是嬰幼兒（一般人也會），只要肚子進風受寒，就會哭鬧，除了容易感冒外，還會腹部脹氣（膨風），或肚子痛、拉肚子。風、寒、濕之邪氣從肚臍進入腸胃，這些不正之「氣」

佔領了胃腸道，常導致胃部膨風，腸子蠕動無力；腸子無力，排便一定困難，甚至排出一粒一粒的羊大便。

上半身，心火旺，少穿些倒也無妨。但**肚臍是人體抵抗力最薄弱的地方，肚臍的周圍是腸胃，後背是命門**，女性常因愛美而穿露肚臍裝，結果「凍」出病來了。腰為腎之府，腰的保暖尤為重要。由於**腰腹部裸露，容易引起胃腸功能紊亂、腰酸、白帶、月經不調、感冒等症狀**，所以請大家注意腹部不要受涼；保護肚臍就是保護腸胃，腸胃健，氣血生發源源不絕，身體自然健康少病。

防止肚臍著涼，睡覺時請務必蓋上薄被，不要穿露肚臍的衣物，不要在肚臍處貼圖騰、刺青、穿耳飾；因為貼圖騰會妨礙肚臍的呼吸及排泄，易引起濕疹、汗疹；刺青的針有感染之虞，化學顏料對身體有害，容易造成健康的隱憂。

腹為陰，肚臍在腹部任脈上，「任脈」總任一身之陰經，為「陰脈之海」，與「督脈」一前一後，上交於唇，下交於會陰之間；現代醫學稱為「自律神經」系統。主管內分泌和相應五臟六腑的所有功能，控制許多器官和肌肉，使生理機能得以正常運作，如心臟的搏動、胃腸的消化呼吸、血壓和新陳代謝等。

其中最重要的是胃，「胃」上通食道，下接小腸，想要健康長壽，甚至想要修道成仙成佛，都離不開中焦脾胃的消化、升降、運輸、生發氣血的功能要旺盛；脾胃功能健旺，才能上通心肺，下輸肝腎。脾胃功能異常時，便會出現脹氣、消化不良、呃逆、打嗝、噯氣、放屁、舌頭麻痺、胃酸過多、食道逆流、胃痛等現象。這好比高速公路，如果在中部大塞車，則南來北往的交通怎麼可能順暢呢？

虛寒性體質或脾胃功能虛弱的人，建議切一塊厚的老薑片（約0.5公分）放在肚臍上，再放上艾絨，點火灸；或用鹽炒乾放涼（或用椒目，它是花椒的種子）再放入肚臍內，其上再放一塊厚片老薑，再放上艾絨，點火灸。此法有健脾、助消化、調節腸胃、加強內臟的功用。

艾絨生則溫、熟則熱，純陽之性，通十二經、走三陰、理氣血、逐寒濕、暖子宮，透諸經而除百病；所以能通經活絡、除濕散寒、消腫散結。

其次，民間有「清明插柳，端午插艾」的習俗。艾草因具有一種特殊的香味，一來用於避邪除瘴氣，二來這種特殊的香味具有驅趕蚊蟲的功效；所以在端午節時，門上有掛艾草和菖蒲的風俗。

### •「頸」守分寸、二「肩」扛起、三點不露

衣服無領、無袖、袒胸露乳、露臀已經夠慘了，這兩年流行的服飾，又在肩關節處挖個洞，展現新潮時髦的風格，卻不知這一露是要付出巨大的代價，不用等到中年，疾病就會紛紛找上門來了。加上現代人普遍生活在空調冷氣房裡，白天吹、晚上吹、睡覺也吹，不用等到老，「五十肩、六十腰，七十膝」等疾病一定會提早來報到！

或許有人會質疑：「這款代誌甘有這嚴重？」

**「肩」關節和「膝蓋」保暖超重要的**，卻經常被忽略！全身最靈活的關節是「肩關節」，

可曲、伸、收、展、旋轉及環轉；承載全身重量最重要的關節是「膝關節」，它們的健康與否，直接影響我們日常生活的一切活動。平時就不可以裸露這兩個地方，何況是天氣寒冷時，更要將這兩處的關節及後頸包裹溫暖，勿使風和寒氣進入，尤其是有靜坐習慣的人，更要特別小心保護好！這些地方風容易進去而難出來，一旦進入是很難醫治的，不要為了貪圖一時的清涼，而終身飽受痠痛的折磨，那就太得不償失了！

俗語說：「貪涼失蓋，不病才怪。」活生生的應在我朋友身上。友人年輕時身體非常壯實，天熱汗出，常開著窗，光著身子睡覺，涼風徐徐吹來，好不爽快！有時貪圖涼快，風扇還對著腳吹，俗語說：「腳對風，請郎中」！

現在已五十多歲，應驗了，肩膀無力抬起，手足麻木，四肢萎縮。他表示：「這全是年輕時不懂事，不聽人勸，咎由自取的結果！」因睡覺時，風不知不覺進入皮膚毛孔，年輕時氣血旺盛沒感覺不適，等到氣血衰弱了，就會出現各種毛病。

肩膀關節一旦受涼，鼻子馬上不通，鼻塞、流鼻水，甚至感冒，因經脈的循行與鼻腔等上呼吸系統是相通的。另外，頸項連著軀體（喉嚨下方）有個凹陷處，也要保暖好，否則進了風寒很容易咳嗽的喔，所以穿著很重要！

切記「肩膀」、「喉嚨下方凹陷處」、「膝蓋」三個地方，要有衣服覆蓋，即使是夏天，也要有薄紗保護它們；晚上睡覺開空調時，最好穿長袖長褲，不要讓冷風、冷氣直接灌入這三點，不要為了涼快，小可愛、露肩、露背、低胸…紛紛出籠，全不顧及生理衛生，到頭來吃苦的還是自己，三點不要隨便亂「露」喔！

我們那個年代，不管是中式或西式的衣服都有領子、袖子，主要是保護肩、頸、項背不受風、寒、濕氣的侵襲。各位是否注意到，當我們覺得冷的時候，一時找不到任何衣物禦寒時，身體會啟動防備功能；首先是肩膀往上提，頸部一縮，毛孔自動縮緊，把風擋在外頭，不會直接進入風府、風池、大椎等穴位，就不會受寒著涼了。

頸、肩、項背內應臟腑，也是風、寒、濕邪氣最容易進入的地方，這些部位有衣物遮蔽，暖和了，好像買了保險一樣地安心，可以預防外感或其他毛病。一般抵抗力弱的人或年長體弱氣虛者，更要保護好這幾個地方！

書云：「形寒飲冷則傷肺」，保護好肩、頸、項背，就是在保護「肺」；肚臍不露，腸胃就好。**萬一不小心受寒了，可以用針灸、按摩、捏脊、刮痧、拔罐——風府、風池、大椎、肺腧及肩胛骨兩側膀胱經等穴位**，都是很好的驅風散邪的方法。

「風從項後入，寒從腳底生」，後面頸項最易受風，所以要豎起領子，帶上圍巾。我們常看到老人家穿背心、穿中高領的衣服，不外就是為了要保護肩、頸、項背！尤其在冬天，背暖和了，身子就不冷了！**請務必「頸守分寸」、「一肩扛起」、「三點不露」，從此遠離「五十肩，六十腰，七十膝」等痠痛、僵硬、不良於行的灰暗人生！**

### • 年少「漏」洩春光老病纏

請問你是否曾留意到，男女穿著上的「顛倒」？

在許多嚴肅隆重的場合中，如婚禮、奧斯卡頒獎典禮上，男生個個西裝革履，莊嚴得體；

女生大多袒胸露乳、露背、露肚臍、露腿、露胳膊，無不想彰顯自己動人的魔鬼身材和迷人的風采，掠取異性注目的眼光。

卻不知，這一露，也把健康的老本「漏」光了……。倘若再加上日夜顛倒，這俏麗漂亮的容貌，頓時皺紋四起、面色暗淡無光，身材提前鬆垮、走樣……，為了挽回美麗，想盡各種辦法，付出無數的時間和極大的金錢，試圖補救美麗的容貌，結果這些補救的方法往往又傷害到身體，形成惡性循環，值得嗎？

疾病常得之於無形而不自知，受寒受凍也不一定馬上出現徵兆，表面上一切如舊，事實上已種下罹患疾病的禍根，尤其是婦科病，隱憂之患不得不慎。

又為什麼女性的症狀與疾病比男性問題多呢？

這是因為女性有月經、白帶、懷孕、生產、哺乳等特殊的生理結構，若生活上不加以保衛，健康問題則會層出不窮。結了婚的女性更是蠟燭兩頭燒，上班、照顧孩子、料理家務、打點生活，一身背負好多的責任與壓力；若是年輕時期身體虛弱，結婚後做月子又沒做好，甚至有些女性曾不幸發生小產或人流（**也不懂要休息，做十五天的月子**），真是雪上加霜、耗血傷氣、氣血不足，引起婦科疾病的機會就更多了。

我們的「身體」是個「無價之寶」，它不棄不捨的陪伴著我們日日夜夜直到生命的終點，所以不能放任，肆無忌憚地滿足它的奢求；為了保養好它，請作息有常，鍛鍊它、愛護它，給他適當的營養，和一切基本的保護措施，它日身體回饋我們的是健康輕快樂活，沒有比健康更令人喜悅的事了！即使是體質較虛弱多病的人，只要好好照顧保養，同樣可以擁有健康快樂的人生！

## ■「兩足尊」是健康之本

希臘神話曾描述，在德貝附近有「獅身人面獸」出現，經常對著路過的旅人詢問謎語，答不出來，便把他們吃掉，大家都很害怕。有一天，埃帕迪斯經過此地，獅身人面獸照例考他：「有一種動物，早上用四隻腳走路，中午用兩隻腳走路，晚上用三隻腳走路，請問這是什麼」？埃帕迪斯不假思索地回答：「謎底是『人』；人在嬰兒時期用四隻腳爬行，長大後用兩隻腳行走，等到年老時需藉助枴杖，所以是三隻腳了！」

**「健康」表現在外可見兩眼炯炯有神、聲音清脆洪亮、呼吸氣息均勻、動作俐落、雙足矯健、形體適中不胖不瘦、個性溫和不急躁……**。其中「雙腿」是觀察健康長壽的重要指標。

生活中不難發現，**長壽的老人幾乎都是雙腳有力、步履穩健、行走如風的**；所以追求健康長壽，首先要照顧保養好這兩條寶貴的雙腿，如此想當百歲人瑞，就不是夢想的事了！

## 「精」由足底生

這讓我想起南老師講「封神榜」的故事：

「封神榜中哪吒太子修煉成就『火光之身』後，腳踏風火輪，手拿火焰槍，好不威風啊！

《封神演義》為什麼說這些神話？這『風火二輪』代表什麼意思呢？它代表生命的『真精』（陽氣），生生不已的生命能量。兩腳踏風火輪，表『腳底心』乃三昧真火；手裡拿的也是火，都在玩火，不過他的肉身已不是普通的肉身，這是中國化的『色身三昧』。」

這與密宗畫像中「藥師佛」，身「天青色」，手足心「紅色」的，有無異曲同工之處呢？「青色」象徵東方木，代表身心內外通體透明，像夏日清晨的太陽剛從東方升起，萬里無雲，絕對乾淨、清澈的天青色；表示生氣、朝氣、活力。「紅色」為南方火，代表生命的能量；表示積極、主動、熱情、威嚴。佛像不是隨意畫出來的，隨便講說，處處都有隱喻表法的，只是沒有老師教導我們不懂而已！

《黃帝內經》中說：「腎出於湧泉，湧泉者足心也」說明生命之源來自於足少陰腎經的「湧泉穴」，湧泉者，水（腎）如泉湧，灌溉周身四肢之意，故又稱為「長壽穴」；在足掌的前三分之一，腳底中間的凹陷處。**腎中蘊藏「先天之精」為先天之本，故說：「精由足底生」**。

我們看嬰幼兒，生命力充沛，兩隻腳不停的動、不停的蹬，兩條腿幾乎沒有停過，輕快無比地踢、跑、跳、動，停不下來，因為他的生命在成長。轉為後天之後，氣機逐漸往上行，由腳底上到腰部，再到軀幹、頭部。中年過後，精氣耗損衰弱了，身體和兩隻腳越來越沉重，腳不愛動也不想動了；喜坐不喜站，能臥就不坐，坐的時候又喜歡把兩條腿翹得高高的才覺得舒服。年紀越大，生命之源越衰竭，兩條腿越走不動，好像綁了金塊似的，舉步維艱。

人是否健康長壽，與兩條腿有絕對的關係，測知雙腳的靈活度，就能明瞭自己身體的狀況；好比蹲下去站起來，或稍微跪坐片刻，即覺得兩隻腳酸、痛、脹、麻，說明這兩隻腳的氣脈、神經、血流、肌肉等生理功能已逐漸阻塞不通暢，健康已經有潛在的問題了。南老師常說：**「人生命的根源和衰老死亡都從腳底開始」**，年紀大的人，氣息衰微，兩條腿走不動、拖不動了，慢慢涼了，人差不多已經死了一半。

## 第二心臟

中醫認為「腳」是人的「第二心臟」。兩條腿上有50%的骨骼和50%的肌肉，人體最大最結實的關節和骨頭都在雙腳，它支撐著我們全身的活動和重量，**人一生中有70%的活動和能量消耗都靠這「雙腿」**。堅實的骨骼、強壯的肌肉、靈活的關節形成一個「鐵三角」，承受人體所有的重量。

雙腳有著全身臟腑、氣脈、神經的總匯和反射區，它距離頭部和心臟最遠，如果心臟泵血，靜脈回流的功能和氣的升降功能障礙，血液循環受阻，神經反射異常，容易聚積代謝產物，影響新陳代謝，人體各項功能就會慢慢的退化。

**人雙腳的血液連接著身體的大循環，從走路便可以判斷這個人的健康狀況。因為生命的根源在「腳底心」，當身體健康，生命能量旺盛時，手足心是溫暖的、熱的、柔軟的；如果腳心是冷的、冰涼的，表示陽氣（熱能）不足，是生命即將凋亡的象徵。**

一般人或老人雙腳的腳底心是熱的、暖和的，走路矯健有力、靈活、輕鬆、速度快、能耐久走，坐著或走路時腰椎是挺直的，是健康長壽的表徵；相反的，人的衰老和死亡也是從腳底心開始，年紀越大，兩條腿越沒力，慢慢地兩隻腳也不暖和了，走路不靈活，腰以下沒力，駝背，那就是衰老了。俗話說：「樹老根先枯，人老腿先衰。」

很多人過了四十歲，走起路來雙腳覺得沉重、不靈活，走多一點路，腳發酸發脹，整條腿像灌了鉛一樣的重，上樓梯也越來越費勁，沒爬幾層樓就氣喘吁吁的，這些都是衰老的特徵，衰老從腿開始，表示我們的健康開始亮黃燈了！

## 「老」在「腿」

「老」由何處可察其秋毫呢？

俗語說：「人老足先老。」

**腳為一身氣脈的樞紐**。五十歲以後，全身的脂肪和肌肉開始明顯減少，男性減少約2/3，女性減少約1/2，肌肉和筋也開始鬆弛萎縮。大腿的肌肉主要用於抬高膝蓋，做跳躍的動作，當我們上下樓梯感到大腿無力時，是大腿肌肉減少的緣故。腿的肌肉無力，走路時就無法邁開步伐，雙腳沉重，膝蓋抬高的弧度也相對會減小，不注意時便容易絆倒，所以老人走路、洗澡時要特別小心，周邊最好要有扶手輔助，以防跌倒，老人不慎跌倒很容易發生骨折。

雙腳是人體陽經脈和陰經脈的交換點，有著非常重要的穴道，對全身氣血循環運行起到非常重要的作用；為了延緩衰老和獲得長壽，我們必須注意腳的保健。**如何保健雙腳呢？首**

**先要讓足部保暖**，保暖的目的，在促進血液循環，因為腳位於全身的最末端，離心臟最遠，位置最低，血液的供應運輸最慢也最差；所以氣血循環差的人，常會感到手腳冰冷。**古人教我們經常摩擦搓熱足心的湧泉穴，能起到補腎益精、強筋壯骨、健康長壽、安眠的效果**；對養生、保健、防病、治病等都有重要的意義。

## 引氣下行

大家是否觀察到小朋友們雙腳都是熱的暖的，睏了說睡就睡，玩累了更是不管三七二十一倒頭就睡；幾乎沒聽他們說「睡不著」、「失眠」。為什麼？那是孩子的生命之源在腳部。

當人由先天轉變為後天，生命的氣機也由腳底逐漸上行，先到腰部，再到軀幹、頭部，除了雙腳容易冰冷，睡眠也會受到影響；尤其是過了中年之後，除了冬天腳不暖和外，還容易失眠，且女性多於男性，為什麼？

**因為女性以血為本，血常不足，血到不了的地方，氣就到不了，所以女性睡眠品質普遍較男性差。**

很少人知道腳冷和失眠是有關係的。

如何改善呢？引氣下行——「返老還童」！

我們可以利用「按摩」、「泡腳」、「快走」、「站樁」（佛家有白骨觀等修法）等方法，將上行的「氣」導引回到足部，使生命的陽氣（能）再返回到腳底。元氣在下，氣不上浮，腳底心發熱發暖，冬天腳不怕冷，也能一夜好眠，不容易作夢，更不會頭脹頭痛，醒來時神清氣爽，精神抖擻。

佛陀教導弟子們從腳底起觀，做日輪觀、白骨觀，這是引氣下行非常科學的觀修法。當頭部沒有浮越的氣作怪，大腦皮層就能得到良好的休息；氣歸根到腳底，氣一歸元，腳底氣血平和，腳就暖和，晚上就能安眠，有高血壓的人，血壓也能降下來。

南老師說：「有道之人，工夫到了，氣脈真通了，可以做到莊子所說的『至人呼吸以踵。』氣可以直到腳底心、到腳趾頭，那壽命就長了；不必練輕功，就能身輕如燕，健步如飛。」

## 腳的保健

### 一、保暖

**保暖就是最好的儲藏，最好的進補。**

人雙腳的溫度在28℃～33℃時感覺最舒服，活動最自如，也最容易入睡。我們的雙腳表面脂肪層最薄，離心臟最遠，血液的輸送供應最慢，所以保溫能力也是最差；寒氣最易侵入，所以下半身一定要多穿棉靴厚襪保暖。

「陽氣虛」的人，氣的溫煦、推動力不夠，血液輸送到足部末梢自然就慢，腳當然冰涼，俗話說：「寒從足底生」，雙腳一冷，身體骨子裡就會有寒冷的感覺（內寒），甚至還會打哆嗦；**尤其是氣弱血虛的人，冬季更要做好足部保暖。**

腳溫如果降到22℃以下，不僅雙腳冰冷，還會因為足部寒冷而影響睡眠；有人形容他們睡到天亮，腳還是冰冷的，因為腳冷，整夜都睡不安穩。這樣的人，抵抗力相對也較差，容易引起腸胃型感冒等不適。溫度若再降到10℃左右，就會凍傷或生凍瘡，可見足部保暖是非常重要的。冬天可以按摩、泡腳、穿貼身的長褲、毛襪、多曬太陽、多運動，以促進血液循環，護足保暖。

## 二、快走

快走運動能增強體力，增加心臟的搏出量，從而把更多的氧氣輸送到心肌組織，加快血液循環，促進新陳代謝，引浮動之陽氣到腳底，使足部溫暖，還能鎮靜神經、緩解壓力、有利於睡眠。運動的同時，能促進胃液分泌，幫助消化；能去除慢性病，改善體質，能勝任長途旅行，是鍛鍊體魄的簡易運動。

**特別是對長期伏案工作的腦力勞動者而言，每日堅持快走三十～四十分鐘**，讓身體流汗、疲勞消除，能強壯體格，使大腦思維敏銳，提高工作效率和學習能力，身心兩

思帖醫方

### 腿部健康的危機信號

**有下列二～三項同時出現時，請您務必開始保養您的雙足了！**

1. 雙腳沉重感。
2. 稍微走一點路，就腰酸腿軟。
3. 關節不靈活、僵硬或髖、膝關節疼痛。
4. 冬天雙腳冰冷。
5. 走路速度變慢。
6. 容易抽筋、水腫。
7. 靜脈曲張。
8. 駝背。

利；更可愛的是它能燃燒多餘的脂肪、瘦身，使體態更加健美！

**運動時脊椎挺直，手臂甩開，邁開步伐，兩胯放鬆，意念專注在腳底和趾尖，摒棄雜念，均衡呼吸，「右繞」而行。**

為什麼運動時要向「右」繞行呢？因為天體運行和自然界的河流、日月星辰都是由東向西轉移流動的，換句話說，是從左向右運行。所以**運動時以順時鐘方向右轉，其磁場對人體最好**。佛教中也有右繞佛陀三匝，和右繞佛塔三周的習慣，都是順應大自然向右運行的方向，有利於身體！

## 三、按摩

**腳被稱為是人的第二心臟，是人體穴位最多最密集的地方，有著各臟腑相對應的反射區**；所以按摩雙腳時這些反射區會因受到刺激，而促進全身的血液循環，進而調理內分泌神經等系統，增強人體的各項功能，取得防病治病的保健效果。

平日洗澡、泡腳之後，按摩足底心、足背、足踝、腳趾直到小腿，可以疏通經絡、調和氣血，使雙腳強壯有力、消除疲勞、緩和緊張、鎮靜安神、延年益壽，對失眠、肩背痠痛、腰腿疼痛等，都能取得良好的保健效果；特別有助於改善睡眠。對身體寒氣多、濕氣重的人，可以利用摩擦產生熱能，生起暖觸，使身體溫暖，以驅寒除濕。

## 四、足浴

俗語說：「熱水泡腳，賽過吃人參。」

睡前用38℃～45℃的熱水，或在水中放入適量的「鹽」或「米酒」，或打爛的「薑汁泥」，或加入煎煮過的「藥液」泡腳，這些對足部的循環都有加乘作用，能使水中的藥物快速被人體吸收，促進全身的血液循環，使腳部溫暖、消除疲勞、驅寒，起到全身暖和，提高睡眠質量的效果。

透過足浴泡腳保健或治病，能引浮游的陽氣下到足底，起到安眠、強身健體、改善體質的目的。所謂：「春天洗腳，升陽固脫；夏天洗腳，暑濕可祛；秋天洗腳，肺潤腸濡；冬天洗腳，丹田溫灼，全身暖和。」，泡完腳加上按摩，效果最好，兩腳各按摩二百～三百下，持之以恆，日久見功，常保足暖，是健康長壽的秘訣。

## 五、蹲馬步

所謂：「寧長一分筋，不長一寸肉」。這句話適用於想要求得健康少病者的身上。每天若能站上幾分鐘，就能達到「一日練功，全身輕鬆」的養生目的。

「蹲馬步」又叫「站樁功」，是練習所有武術的基本功，主要的目的在鍛鍊腰胯、腿力和練內在功力，是個簡單易行方便的運動，可強化大腿股四頭肌的肌肉群。無論身強、體弱，男女老幼，都可以練習；有病的可以祛病，無病的可以強身。一個想習武的人，是希望藉由練習武術的鍛鍊以達到強健體魄的功效，因為沒有良好的體能，就不可能有強健的體魄，更遑論在武功上有所成就，所謂「**練拳不練功，到老一場空**」，所以又稱為「健身樁」。蹲馬步是以站立的方式為主，軀幹、四肢保持特定的姿勢。

兩腳平行開立，與肩同寬或稍大於肩寬，兩腳內側平行向前，勿外撇；身體下坐如坐板凳般，兩個膝蓋微微向前彎曲，膝蓋不能超過腳尖，臀部自然下垂，但不可往後或往上翹起（突出），上身放鬆，沉肩墜肘，兩眼向前平視，頭往上頂，頭頂猶如被一根線懸住一般，提肛縮陰，氣沉丹田，自然呼吸。兩手可環抱胸前，如抱球狀。

初練習時，由於身體肌肉群使用不習慣，兩腿必然會酸、脹、痲，整個膝蓋好像承受不了全身的壓力，兩個手臂酸痛或沉重等不舒服的感覺。練習久了，這種不舒服的感覺會慢慢消失，換來輕盈、舒暢、鬆快的舒適感，漸漸引人入勝。初時不易站久，能站三～五分鐘已經很不錯了，貴在堅持。站立的時間，因人而異；由於個人體質、性情、耐受力、意志力等條件不同，有的人可以站久一點，有的人卻無法久站，不要勉強，站樁貴在「持之以恆」。

蹲馬步沒有什麼神秘，最重要是要有信心、有恆心，

思帖醫方

## 簡易的腳底養生按摩法

1. 睡前摩擦腳底板上半部「人字形」凹陷處的「湧泉穴」，最少數百下，可多至數千下，搓到足心發熱。
2. 再用雙手大拇指並攏，用力在該穴往上推36次，至腳底發熱為止，然後入睡；對腎虛、中氣不足者，有一定的益處。
3. 按揉腳踝骨內外兩側至有酸痛感，對攝護腺、子宮等有一定的幫助。

全身放鬆、姿勢正確（頭直、目正）、意念專注、凝神靜氣、呼吸自然；要蹲得深、平、穩，腹部肌肉縮進，腿步肌肉緊張，以達到全身性的綜合訓練；日久，功夫純熟，收效就越大，必能達到預期的效果。

馬步蹲得好，蹲得如法，可使下盤穩固，提升身體的反應能力，讓身體全身上下各部平均發展，使臟腑得到特殊的鍛鍊，以調節精、氣、神，使之飽滿，內臟功能強壯、氣血平和、精氣充盈，得以滋潤四肢百骸；所謂：「一動無有不動」，則筋骨強、腰腎壯、氣血益，是增強體力、保健強身、防治疾病的靜功功夫法。蹲馬步雖曰靜功，卻是靜中有動。站馬步樁時，要求含胸拔背，氣沉丹田，就是對腰腎和脊椎的最好鍛鍊；還可治療高血壓、胃潰瘍、神經衰弱等病，又因氣沉丹田，所以能引浮越之氣下降，起到安眠等各項臟腑功能的恢復。

## 泡腳的禁忌

- **心臟病、低血壓、貧血者**：有心臟病、低血壓、貧血、常頭暈者、心功能不全者，不宜用太熱的水泡腳，或浸泡溫泉的時間不宜過長，因為熱水泡腳或泡溫泉後，身體的血管會擴張，全身血液會由各臟腑流向體表，這將導致心臟、大腦等重要器官缺血缺氧，對有心臟病、低血壓的人，會增加暈厥或發病的危險。
- **太飽、太餓**：飯前、飯後半小時內不宜泡腳，因泡腳會加速全身的血液循環，影響胃部血液的供給，容易出現頭暈的情況。
- **糖尿病者**：糖尿病患者的末梢神經不敏銳，對外界溫度的感知力弱，即使水溫很高，他們也不太容易覺察到，所以容易被燙傷，從而引發嚴重的後果。

- **腳外傷者：**足部有炎症、皮膚病，外傷或皮膚潰瘍者，嚴禁泡腳，否則容易造成傷口發炎感染，或衍生其他病症，應小心謹慎。

## 泡腳——水性本寒

泡腳的目的主要是「引氣下行」，使雙腳暖和，有助睡眠。特別要注意，浸泡的時間不可過久，因為「水性本寒」。**浸泡時間過長，對身體健康並沒有好處**，久而久之，反而使身子骨變寒了。有人問：「水加熱了，就不冷了啊？」是的，**水加熱不冷，但水的「寒性」不會因加到一定的溫度**（甚至是100℃），**而改變其寒性啊！**

**浸泡時間以二十~三十分鐘為宜**，水溫不要太熱，也不要太涼，最好在38℃~45℃之間最為恰當，每天一次或隔天一次，甚至可多日一次，視個人情況方便為宜。**銀髮族朋友，泡腳的時間以二十分鐘為佳**，因老人泡腳時間太長，容易出汗，引發頭暈、心慌，呼吸急促等症狀；所以，老人每日臨睡前泡腳，可先將腳放入38℃左右的溫水中，再將水溫逐漸加熱至42℃~45℃左右為

思醫帖方

**泡腳的中藥材**

- **老人：**硫黃粉、桂枝、川牛膝；引氣下行，活血通絡。
- **香港腳：**蒼朮、黃柏、蛇床子；引氣下行，清熱去濕。
- **一般人：**薑汁，或鹽巴，或酒；引氣下行，促進血液循環。

宜。

水可以浸泡到膝關節以下十公分，結束後將雙腳擦乾，此時，如果能再給予按摩更好；刺激足部末稍神經能反射大腦中樞神經的微妙互動，改善血循環，調節內分泌及平衡自律神經。

「兩足」猶如車的雙輪、鳥的雙翅，是生命的根源和展現，希望大家保有健康的雙足，百歲長壽是可以達到的！

# 春夏秋冬的養生學

## ■春捂秋凍，不生雜病

每年的三月、十一月是呼吸道疾病的高發季節，主要是因為中國幅員廣擴，及特殊的地理環境和緯度，氣溫變化大，春季升溫、秋季降溫最急，因此才有「春捂秋凍」的養生諺語，並與衣著調適不當也有極大的關係。

### 春捂

冬季身體產熱散熱的調節與外部的氣溫處於相對的平衡，皮膚毛細血管呈收縮狀態，所以能禦寒。而冬去春來，三陽開泰，萬物生發萌芽，氣溫由嚴冬酷寒逐漸轉暖到酷熱的盛夏，一天之中，早晚溫差變化極大，像似「洗三溫暖」一樣，才有「春天晚娘臉，一天變三變」的說詞，氣候「乍暖還寒」，所以要適時保暖，以免受寒。

「春捂」是說，初春當太陽露出可愛的笑臉時，天氣暖和，陽光明媚，和風惠日，人也開始舒暢舞動活潑；此時溫度上升快，但可能幾個時辰後，天氣又變了，或太陽隱沒時，也有可能颳風下雨，像冬天的氣候。

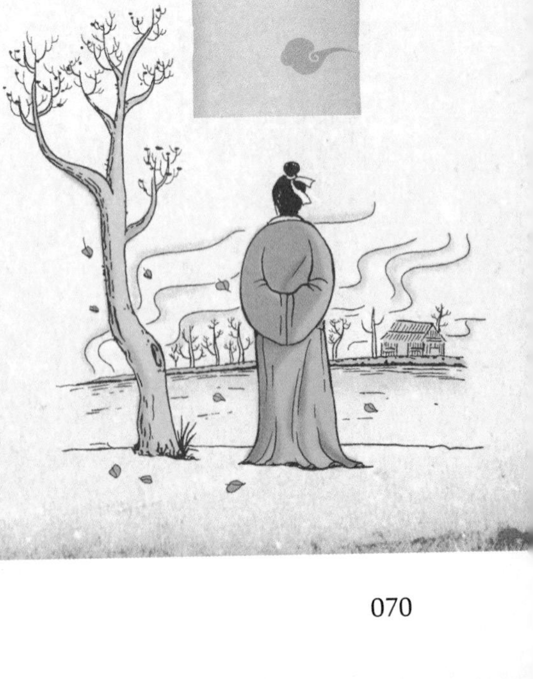

忽冷忽熱的天氣，若過早收拾冬衣，對春天不穩定的氣候而言，一旦氣溫下降，身體難以適應巨大的溫差，容易讓風、寒等六淫邪氣乘虛而入，侵襲人體而傷風感冒，引發各種呼吸系統疾病及冬春季的傳染病。所以，人們在初春季節裡，要多「捂」著一點，不要過早脫掉冬衣、羽絨衣、棉毛衣褲等，要慢慢的更換衣服，出門時也要帶個披肩或外衣，以應不時之需。俗語說：「不到五月五，破襖不收起。」

立春過後，自然界氣溫逐漸上升，特別是從溫暖的陽光下走進陰涼的室內，這種溫差常有3℃～5℃之多，以晴天的午後最為明顯，因此老人、體弱者、病人必需添加衣物保暖，才能適應內外顯著的溫差，避免受涼致病。

## 秋凍

夏去秋來，陽氣漸收，陰氣漸長；田野金黃，碩果滿枝，秋風送爽，是萬物成熟收穫的季節。一場秋雨，一場涼，此時秋高氣爽，氣溫從熱到冷的過渡階段，濕氣減少。

「秋凍」是說，雖然時處秋天，但暑熱尚未褪盡，氣溫稍微轉為涼爽，在季節轉換的過程中，氣溫尚不穩定，不宜過多或過早地添加衣服，讓皮膚適應一下微涼、微冷的刺激，鍛鍊機體的耐寒力，提高對即將來臨的寒冬產生適應力。這樣有助於在溫度逐漸下降的環境中，過度到冬天，並促進身體的代謝，增加產熱。

立秋經白露到寒露，氣候外涼內熱，室內外溫差約在3℃～5℃；由外入內，氣溫較高，所以不宜穿太多衣服，以免進屋後流汗，萬一不小心出汗，吹到風，容易感受秋天的燥邪，入侵肺部而受涼咳嗽。

秋天氣候乾燥，中醫稱為「小寒」，所以應多補充水分，多吃些滋陰、潤肺、生津的食物，如百合、水梨、蜂蜜、甘蔗、銀耳、柚子、橘子、柑桔、白果、蘋果、芝麻等新鮮蔬果，以保持上呼吸道黏膜的正常分泌，預防口乾咽燥、嘴唇乾裂、流鼻血、便秘等，衣服也要適當的慢慢增加。

## 愛水不怕流鼻水

最近有一則新聞報導：有位二十二歲的女子，在零下四度的平安夜裡，為了向心儀的男子「秀」美好的身材，穿著薄毛衣、短裙，逛街吹風，凍得冷颼颼，還不停地發抖，卻裝著一副不冷的樣子，直到凌晨三點回到家，趕緊洗熱水澡、睡覺。第二天醒來，臉麻木、嘴角流口水、眼睛閉不攏、面部僵硬，說不出話來⋯⋯，被診斷為「面神經癱瘓」簡稱「面癱」，何苦來哉？這是臉部受寒、受冷刺激引起的局部營養神經血管痙攣，導致神經組織缺血水腫而致「面癱」，能不慎哉！

人體的正常體溫大約是在攝氏37℃左右。**要維持正常的體溫，一方面要靠自身的體溫調節中樞，二方面要靠增減衣服來保持其動態平衡**。「春捂秋凍」對衣物的增減，也因人而異，一方面要根據氣溫變化，適時地寬衣戴帽，二方面要看個人體質的差異，而增減衣服，以適應外在氣候的變化。如果在春末和深秋，仍捂得很多或穿得過於單薄，這樣的「春捂秋凍」就過分了。

早春乍暖還寒，許多俊男美女們，常在春天天氣剛剛轉溫和有點熱的時候，就急急忙忙褪去冬衣，換上輕盈絢麗的春裝、涼鞋、短裙⋯，不注意身體的保暖；更為了時髦，露肩、露胸、露肚臍⋯。殊不知，春天，晝夜溫差大，又常有冷空氣來襲，**出門不帶衣服，經常讓這些關節「受風、受涼、受寒」**，不必等到上了年紀，**即會出現「肩」、「頸」、「氣管」等僵硬、麻木、咳嗽等病變**，因此出門一定要帶衣服，以防氣候變化。

**更不要穿涼鞋「秀」玉足**，因為人體足部的血液循環比上半身差，更容易受到風、寒、濕的侵襲，**使寒氣由足部襲擊全身，更是寒氣侵入人體的主要途徑**；少時受寒受凍，常是生病的遠因。所以春季衣著應慢慢減，在此特別提醒年輕女性，多「捂」著點，對身體有益無害，是保健的小叮嚀。

## ■吃冰的代價

夏天到了，氣溫33℃∼38℃，好熱好熱喔，一口口的「剉冰」，哇∼「透心涼」，越冰、越涼、越舒服，「好爽」喔！

這是時下一般年輕人和許多運動員在運動過後、飯後，人人手上一杯冰涼（碳酸）飲料、冰開水或冰啤酒的寫照，甚至運動過後馬上洗冷水澡，或跳入冰池中⋯，實在太「爽」、太舒服了⋯！

是嗎？**其代價是──氣管容易痙攣、生痰、筋緊、抽筋、扭傷、骨折、濕疹、異位性皮**

膚炎、香港腳、鼻過敏，女生還會有經痛等諸多婦科問題出現呢！

大家以為喝冷飲、吃冰，有消除暑熱，降低體溫，令人有清涼之感……！這個觀念正確嗎？

## 熱漲冷縮

據報導，有個四十多歲的老闆，店裡打烊後慢跑，回到家，打開冰箱，喝了一大罐冰的礦泉水，半小時後吐血，送醫急救……，小命保住了，氣卻上不來，說話時經常氣喘呼呼地無法說完一整句話，每爬一個階梯都會「喘」、咳嗽……。這就是中醫所謂的：「形寒飲冷則傷肺」的最佳寫照！

**「形」指的是我們的軀體，「寒」指受到外來的刺激。**身體承受不了因四季氣候的變化，受到風寒暑濕燥火等六淫邪氣的干擾，或因吃冰喝涼飲等因素而傷到肺呼吸系統；肺一旦受寒或吃冰喝冷飲時，**血管容易收縮、痙攣，影響到呼吸系統**，而出現咳嗽、哮喘、氣管炎、流行性感冒、肺炎等肺呼吸系統的病症。

肺主皮毛，開竅於鼻，一般人都要隨時注意氣溫的變化加減衣物，更何況肺呼吸系統、氣管、體質較弱的人，身體無法調適溫差就容易出現感冒或腸胃等問題！

**另一個不為人知，易患骨頭血管、神經癱瘓、骨折的原因是——「吃冰冷飲」。**

運動時血脈奮張，心跳九十幾，甚至一百多，即「熱漲」，您一吃冰涼的，血管瞬間收縮，營養供應不到骨頭上；此時心跳加快，血液循環加速，骨膜內豐富的血管、神經，必須快速提供營養給骨頭組織，血液快速運輸養分到骨頭各處以維持並支援劇烈活動所需，骨頭得到養分，肢體各項運動機能才能靈活運轉。

「吃冰」（洗冷水澡，跳冰池）是「冷縮」，使原本噴張的血管，瞬間緊縮，這一收縮，血液循環迅速減緩或停擺，不能即時輸送血液、營養給骨頭，骨頭突然間得不到營養補及，久而久之，**骨頭因營養不良而蒼白收縮，很容易發生抽筋、扭傷、骨折等意外，甚而突然間雙腳失去知覺或癱瘓**。

這就是「熱漲冷縮」的原理，更是骨頭受傷的另一個重要因素，許多運動員或青少年運動後容易受傷，造成運動生涯不長的主要原因之一。

許多家長老師不知道這些原由，有的青少年因年少不懂事，或不聽勸誡，其代價就更大了。青年人活動及代謝率都較成年人高，相對的體內的溫度也比較高，尤其是在運動後，滿身大汗時，經常大口大口的喝下冰冷的飲品，或是沖洗冷水澡，覺得無比舒暢；此舉，容易使體內部分的平滑肌突然收縮，常此以往，易造成平滑肌收縮痙攣。有位高二的學生，長時間運動後喝冰水，洗冷水澡，突然有一天兩腳癱瘓，失去知覺，不得不慎！

## 冬吃蘿蔔，夏吃薑

夏天，即使不穿衣服，汗還是直冒出來！冬天衣服穿得再多，還是從骨子裡冷起來，對嗎？宇宙是一個大周天，人是一個小周天；養生要順應宇宙的自然規律、天時、地氣。俗語說：「**冬吃蘿蔔夏吃薑，不用醫生開處方**」，為什麼冬天天冷，卻要吃涼性的蘿蔔？夏天天這麼熱，還要吃溫性的薑呢？

冬季三月，天寒地凍，萬物凋零，人體陽氣「閉藏」在內，以備過冬禦寒。由於天氣寒冷，所以人們大多喜歡吃辛辣、燥熱、燒烤的食物，或喝點小酒以助身體暖和，加快血液循環而祛寒；冬天也有進食十全大補等平補氣血的習慣。吃多了這些溫熱、補益、助陽之品，容易導致「胃中熱」；**此時吃蘿蔔，其味辛、甘，性涼，又是秋冬的時令蔬菜，正好可以行氣、清熱、生津，增進食慾，促進腸胃蠕動助消化；疏散內部的陽熱，使身體平和清爽。**

夏季三月，萬物生機蓬勃，花木茂盛，陰氣積聚蓄藏於內，陽氣散發於外。夏季炎熱，人們貪涼飲冷，吃西瓜、水梨、冰咖啡、冰啤酒、冰淇淋……，而致「胃中寒」引起消化不良、腹瀉等症狀。**這個時候在菜餚中佐以適量的薑，正好可以暖胃散寒，解除胃中寒涼的現象。**薑辛溫，能促進血液循環，擴張毛細孔，能將身上的寒氣、濕氣、熱氣一同排出體外；改善因過食生冷寒涼之品而引起的消化不良、腹脹、腹痛、腹瀉、嘔吐等症狀；並促進胃液分泌，幫助消化及胃腸蠕動。

民間的許多俚語，蘊含著先民們寶貴的生活哲理和養生智慧，值得我們深入研究探討、學習和遵循。

## 夏至一陰生

宇宙之間太陽月亮的運行，構成了寒暑的交替；春天是小熱的開始，秋天是小冷的開始，人們覺得春秋二季不冷不熱氣候最和宜舒適。夏天是熱到了極點，冬天是冷到了極點，這個地球春夏秋冬四季寒來暑往，生生不息地循環，年復一年，周而復始，便形成了五彩繽紛的花花世界。

養生還有一項重要課題就是：「夏天不要吃冰、不喝冷飲！」

因為夏至「一陰生」的關係，陰氣出來了，人的身體特別要注意保養了，如果因為熱而吹風扇、冷氣，吃冰淇淋，很少不生病的，而且還不知道生病是因為這個因素而得的，可見懂得養生保健的小細節是很重要的。

中國易經文化有所謂的：「**冬至一『陽』生，夏至一『陰』生**」的說法。夏天熱到極點時，陰氣會由地球的中心散發出來，這就是所謂的「陽極陰生」的道理；冬季冷到極點時，陽氣也會從地球的中心開始上升，這就是所謂的「陰極陽生」。

諸位是否注意觀察到，夏天、冬天由地底下汲取出來的水，溫度是不一樣的！冬天由地底下汲取出來的水是「溫熱」的，為什麼？因為地球在夏季時，將太陽的熱能蓄積儲藏在地球的中心，所以汲出來的水是溫熱的。

夏天由地底下汲取出來的水是「清涼」的，為什麼？因為地球在冬季時，將陰冷寒涼之氣，收藏蓄積儲備在地球的中心，所以汲出來的水是清涼的。

如果你沒有這方面的知識和經驗，不妨走訪一趟動物園，那裡有一口幫浦井水，可以去體驗一下就清楚了！

如果有人建議您：「夏天不要吃冰，吃冰傷身體」，您相信嗎？或許您會半信半疑，問道：「為什麼…？那什麼時候，什麼季節才可以吃冰呢？」

我曾經詢問過許多人：「吃冰有什麼好處？」幾乎所有的人都回應：「沒有！」既然沒有，那為什麼要吃冰呢…？答案是：「很爽」！哈哈，這就是「人」吧？

懂得養生的人，是不吃冰冷飲的。我經常告訴朋友們，如果因為嘴饞，**想吃冰**（冰淇淋），**在冬天，也就是冬至過後**（這個時候一陽開始生出來）的一小段時間裡，（約陽曆的十二月二十一日），**這段時間吃冰涼的，比較不傷身體，因為陽能內斂**。夏天外面熱、陽能向外於射，所以裡面是寒的、冷的，所以最好不要吃冰、喝冷飲。

站在養生的立場，以前的人空腹、飯後是不吃水果的，因為一冷一熱，久而久之，慢慢的胃就出毛病，而現在的人學西方人，飯前吃水果、生菜；大家不妨用自己的身體去驗證一下，古今養生不同的地方，那一個比較有道理，對身體較好，比較不會生病。

吃冰除了「爽」以外，對身體沒有任何好處，只有壞處。如果認為這種說法猶如天方夜譚，不足採信，沒關係，不信可以試試看；建設很難，破壞卻很快！

有一天，七歲的王戎，和一群小朋友在外面玩耍，路旁有棵果實滿滿的李樹，每個小朋友都去摘果子，只有王戎站在原地不動地說：「這棵樹在大路旁，天天人來人往，而沒有人來採果子，可見果實是苦的！」，後來摘下來吃，果然如此！這就是洞若觀火（比喻觀察事物非常透徹）的智慧。

## 恆溫的口腔

自然界在夏天是不會「下雪」的，所以沒有「冰」這個東西。

冰品冷飲大約在0℃～15℃，一入口，直接由口腔經咽喉、食道到胃。

冰一接觸到口腔，溫度隨即下降，首當其衝的是「牙齒」。大家也許沒有注意到，人體口腔內的溫度是「恆定」的，牙齒和牙齦在驟冷驟熱的刺激下，很容易縮短牙齒的壽命，出現牙齦萎縮，甚至造成牙齒鬆動等各種牙齒的疾病。

那麼它在什麼情況下最舒適呢？

**口腔、牙齒、牙齦在35℃左右的溫度下最舒適**，能順利進行各種腺體的分泌。我們知道**牙齒的壽命比人的壽命短，主要原因是我們沒有妥善保養護理好我們的牙齒，常在「夏天吃冰冷飲，嚴冬用極冷的水刷牙」**。

回想一下，在秋冬天的早晨，梳洗後，喝第一口常溫的開水，是什麼感覺呢？「冰涼直透胃部」，包括所經過的胸肺都有感覺，對不對？

大家知道，人體內臟的溫度比體溫還高，內臟較高的溫度，有利於血液循環和神經傳導的順利。吃冰品冷飲時，這些低溫冰品（0℃～15℃）順著食道、胃，溫度變冷，影響局部血流，使血液循環變慢，也會使局部的平滑肌收縮，嚴重時會痙攣，甚至影響在遠處的平滑肌也會收縮痙攣。

有位女性朋友，在夏天的清晨，打開冰箱，喝了一杯冰開水後，月經就結束了！她很訝異的問我：「為什麼會這樣？我是吃到肚子裡去的，和子宮有什麼關係？」

是的，妳是吃到肚子裡，但身體是整體的；當妳喝下冰水，身體馬上要「調兵遣將」，集結身體的熱量來支援「溫化」妳剛剛喝下去的冰水；體內因妳喝下的冰水而突然降溫，除了妳的食道、胃的平滑肌收縮外，遠處的子宮平滑肌也因「寒」而「收縮痙攣」，月經就不來了，經血出不來，就「淤」在子宮裡，這也許就是肌瘤生長的原因之一！

## 體溫調節中樞

人的體溫是恆定的，其內在溫度大約維持在37℃左右，細胞在恆定的溫度下才能順利地進行各種代謝過程。

人體的「溫度調節中樞」位於下視丘，有散熱中樞和產熱中樞，兩個中樞之間有著相互抑制的關係。當溫度感受器接受體內和外在環境溫度的刺激時，通過體溫調節中樞的作用，引起皮膚、血管、汗腺、內分泌等組織、器官活動的改變，從而調整產熱和散熱的過程，以維持人體體溫的相對恆定。

當外界的熱度高過人的體溫時，就會促進交感神經，經由排汗來「散熱」；排汗的同時，體溫下降，也把體內部分的垃圾帶出體外。或身體從熱的地方移到陰冷涼爽的處所時；或身體停止活動，心靜下來了，熱會慢慢褪去，汗也隨之減少。「汗出熱除」，此時，皮膚是冰涼的，心是清淨的，那才是真正的清涼舒暢。

對一些有散熱障礙者，或汗腺不發達的人而言，容易出現口乾舌燥、愛發脾氣、煩躁、沒耐性，難以靜下心來做事，對人而言是一種無形的壓力，所以他們會想藉由吃冰來緩解這種燥熱，有效嗎？是這樣嗎？

我們來做個實驗：放一塊冰塊在手上，瞬間感到冰涼很舒服，放久了，反而會有熱痛、不舒服、僵凍（僵住）的感覺，對嗎？

吃冰的當下，舌頭、口腔會讓人有清涼的感覺沒錯，但卻會越吃越渴，越吃火氣越大，不但不能消除熱象，反而更令人口乾舌燥，道理也在此。

夏天，只要不在辦公室，我都會儘量讓皮膚自然呼吸、流汗，更衣；汗後，人和身體都感到無比的清爽、舒適。有時，當我覺得口乾舌燥，連喝水都止不住口渴，想吃冷飲解渴時，我就知道是**體內某個調節機制不對了，我會買甘蔗水來喝，或煮「地骨皮」或「茵陳蒿」加甘草當開水喝，或吃點「芍藥甘草湯」來調和機體的陰陽平衡，不僅好喝，還能馬上消除悶在體內濕熱不適的現象**，所以學中醫不只能養生，還能自利利人。

夏季汗流浹背的另一個原因是，盛暑（33℃～36℃）時，人體內溫度與大氣溫度相差只有4℃～1℃，溫度相差的梯度太小，散熱不及，人就需要靠排汗來散熱；當散熱不及時，就容易產生中暑的症狀。夏天散熱慢，當排汗來不及散熱時，人們以為吃冰品冷飲有利於散發體熱，減少排汗，使人覺得舒適，因此以吃冰來解暑，但這只是「一過性」的現象而已，當冰吃完了，熱還是熱，有時還覺得更熱！

相反的，秋冬之季，氣溫怡和，人的體溫「內高外低」，大家覺得神清氣爽，為什麼？因為外界的溫度約13℃～21℃，大氣的溫度與體內溫差24℃～16℃，溫差梯度大，散熱快，人就覺得舒爽無比的原因在此。

## 胃痙攣

隨著電器用品的高度發展，風扇、冷氣、冰箱的普及，人類也相對進入一個空前的大浩劫，許多不明原因的病相繼出現。

**夏天吃冰喝冷飲，雖然感覺十分爽快，但冷飲、冰品屬性寒涼，容易造成腸胃血管收縮，使脾胃虛寒，體內濕氣無法正常代謝，導致浮腫、腹痛、脹氣、怕冷等症狀。**中醫師常建議人們在夏季「不要吃冰」，只有少數聰明的人可以領悟其中的道理，終生不再受冰品的危害，這是有科學根據的。曾經有個實驗，請自願者喝下冰水後，馬上做胃鏡；胃鏡下顯示，食道及胃壁黏膜是蒼白的，這是缺血的表現。

胃的功能，主要是將大塊食物研磨成小塊，並將食物中的大分子降解成較小的分子，以便進一步吸收。食物進入胃內，胃壁細胞分泌的「鹽酸」激活胃蛋白酶原成「胃蛋白酶」以幫助消化，胃壁的平滑肌進行收縮、蠕動，使食物和胃液充分混合，攪拌磨碎食物後，緩慢地將食糜推向小腸。

當胃黏膜缺血時，蠕動將變得遲緩，胃無法在一定的時間內完成研磨食物的工作，必定影響消化，而產生脹氣，或生痰、生濕、水腫，甚至出現胃痛、胃潰瘍、十二指腸潰瘍，便秘、腹瀉……。

且食物進入胃內時，由胃壁細胞分泌的「鹽酸」提供適宜的酸性環境，能殺死隨食物進入胃內的微生物；**吃冰時，冰剎那間進入胃部，而造成胃壁血管的平滑肌收縮，血流量減少，減緩部分的功能**；胃黏膜缺血時，容易受各種細菌或病毒的感染，胃又因蠕動趨於緩慢，而出現胃部輕微的水腫、痙攣、疼痛。

其次，**喜歡吃冰冷飲的人，容易出現「脾濕」的現象**，如濕疹、香港腳或經常腹瀉、水腫，有些人則會出現脹氣、胸悶、胃口變差。體內「濕氣」重的人，又容易與大氣的「外濕」相感應，除了脾胃問題外，也可能出現肩頸僵硬、風濕痠痛等症狀。對體質原本陽氣不足的人或較虛寒體質的人而言，吃冰、喝冷飲，無異是雪上加霜。

**體內「寒濕」重的人，陽氣必定不足**。因「寒」主「收引」，寒邪痹阻經脈，起初表現為怕冷、手足不溫，喜熱食、溫暖，久了容易出現經脈拘攣、抽筋、活動不利，關節疼痛，難以曲伸等現象。

《靈樞．本臟篇》說：「經脈者，所以行氣血而營陰陽，濡筋骨而利關節。」；《靈樞．調經論》亦云：「血氣者，喜溫而惡寒，寒則泣而不流，溫則消而去之。」，由此得知身體中陽氣不足者，陰寒必由內生，寒氣多，則無能力溫煦經脈，氣血行於脈道中必緩、澀、不利，而失其順暢。因此容易造成平滑肌痙攣而抽筋，如胃、子宮、血管、腓腸肌（小腿肚）等，而出現胃痛、經痛、頭痛、抽筋等症狀。

另外，夏天最需要「散熱」的器官之一是「心臟」，吃冰冷飲時會減緩或中斷心臟的散熱，讓心臟泵血的能力下降，使體液流動緩慢，造成心肌缺氧、缺血的損傷。也會使附近的肌肉及周邊組織的溫度降低，無法正常帶走累積的廢物，因此造成附近軟組織的疼痛。

## 冰山美人

吃冰除了影響腸胃功能紊亂外，對女性的傷害最大。愛吃冰的女生，容易造成陽氣不足，陽氣不足，溫煦推動的力量就減弱，血液循環受阻，氣機不暢，容易產生血淤，而引發痛經、經色暗、血塊、月經延期、白帶增多、手足冰冷、頭痛、腰酸、乳房脹痛、面色蒼白，經期前後易感冒、腹瀉等症狀。

許多女子，先天體質較虛寒、怕冷、血壓偏低；再吃冰，容易加重手腳冰冷、頭暈、貧血等虛寒現象。常吃冰的人，脂肪易集中在小腹，變成「小腹婆」或「大腹婆」。尤其是「子宮」，它是孕育胎兒的地方，更需要保暖（男生睪丸在體外，它要涼爽才有利於精蟲的存活）。常吃冰，子宮寒，不容易受孕，甚至於長肌瘤、血崩、流產喔！

**吃冰也會影響發育，造成生長遲滯**，正值發育期的青少年和父母們，要特別注意「戒冰品」！許多人表示他們不吃冰冷飲，何以也會莫名其妙的經常頭痛、脖子酸、肩胛或肩頸僵硬呢？殊不知，人在滿頭大汗時，進入溫度極低的冷氣房，或吹到強而冷的風時；原本汗流浹背時毛孔是張開的，一入冷氣房，汗腺馬上收縮，是「熱漲冷縮」的效應，身體裡頭的「濕氣」出不來，加上外來的「寒氣」和「風」，就會有頭痛等身體不適一系列的症狀出現。

# 第二章 老子的預言

## （眼、耳、味、打鼾、磨牙）

老子的預言終於應驗了！

科技發達帶來前所未有的便利和享樂，聲、光、電俱佳的媒體、廣告，促使聲、色、貨、利的繁盛，樣樣精彩鮮豔奪目，滿足眼耳等五官的追求喜好，逐漸啃蝕著我們的視聽，腐蝕我們的精神，放蕩我們的形骸，人們任由物慾橫流而「上癮」，過度耽溺於感官的享樂，結果「求樂反苦」，眼睛近視了、耳朵聾了，鼻子、嘴巴、心靈也都失靈了。如何利用這些科技為人類服務，使生活更加精彩完善，才能享受美好優質的人生。

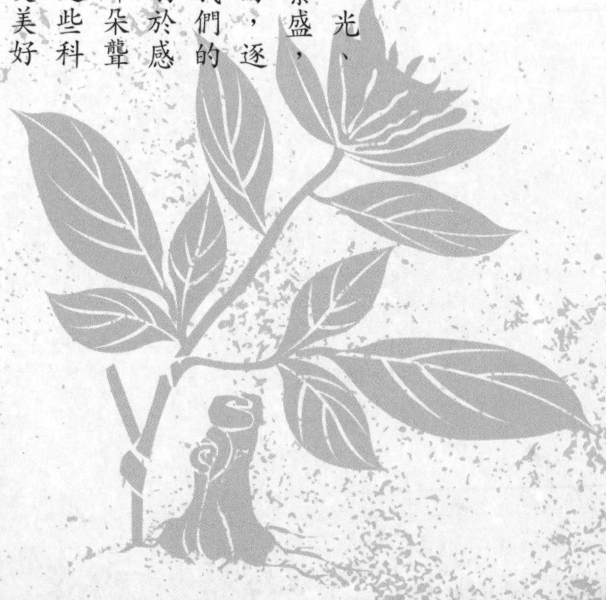

# 五色令人目盲

老子的預言——「五色」令人「目盲」的時代終於來臨了！

追求時尚生活的人只要身邊缺乏電腦、手機，3C、4C產品，生活工作就無法順利進行！尤其是現代智慧型手機與無線上網普及後，長時間使用眼力，使我們的眼睛過度疲勞、乾澀、模糊，甚至出血、越來越有深度⋯⋯；加上長期暴露在紫外線、藍光等光的輻射中，嚴重傷害了眼睛的視力。

**藍光是可見光中最強的光線，不被眼睛的水晶體吸收，直接進入視網膜黃斑區，對眼睛的殺傷力最大！**

據統計，智慧型手機發明後，罹患「眼睛疲勞症」和「乾眼症」的人口指數急速竄升。**「眼睛疲勞」、「低頭族」和「頸椎病」三者幾乎可以劃上等號，是時代病，也是文明病。**這與工作時數、生活習慣不良、姿勢不正確等因素有關。隨著智慧型手機的方便性和使用電腦的普及性之後，長時「埋頭苦幹」單一姿勢的人，不僅造成眼睛疾病，也使頸椎局部供血不足，血液循環減弱，頭痛、頭暈、頭麻、肩頸酸痛、僵硬、駝背、昏沉的人也越來越多！

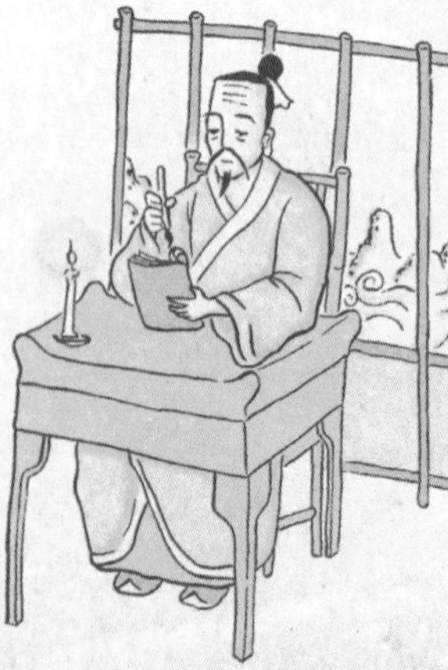

## ■小心「眼」

最近有一則新聞報導寫著：「一名十九歲的男大學生，近視在半年內由一千度飆到二千五百度，並有嚴重的白內障，換了人工水晶體之後，才保住視力。」原來他每天花在電腦、手機玩遊戲的時間長達十二個小時。

高度近視的青少年朋友，如果**每天使用手機、電腦的時間比睡覺的時間還要長的話，未來得「白內障」、「黃斑部病變」、「視網膜剝離」的機率比一般人高**。除了有早發性白內障外，周邊的視網膜也會變薄，視神經容易萎縮，甚至於會有失明之虞，不得不慎！

## ■花花世界奈眼盲

由於電腦、3C產品的便利，人們每天盯著螢幕，過度使用眼力，眼睛疲勞、乾眼症的人越來越多；據統計，臺灣約有40％的人有程度不等的淚液分泌不足症；用眼過度，造成高度近視眼，也會增加「失明」的風險。

什麼原因導致這種症狀快速成長呢？

**正常人眼睛每分鐘眨眼16～20次，電腦工作者，由於凝神注視在電腦螢幕上，所以每分鐘只眨眼6～13次左右**。由於眨眼次數減少，且須不斷調整焦距以確保物像清晰，加上電腦螢幕上的各種幅射線、藍光，嚴重刺激眼睛，導致眼睛過度疲勞。根據臨床調查顯示，終端機操作員（長時間面對電腦螢幕者），約有70％的人，罹患視力疲勞綜合症，又稱為「視頻終端綜合症」。

三十七歲的王先生是一位程式設計師，電腦是他的「生財工具」，由於長時間對著電腦，近幾周來，常感覺眼睛特別疲勞、乾澀，眼睛裡有異物感，視力時好時壞，偶而也會出現視覺模糊的情況，令他非常擔心，後來到醫院做檢查，醫生證實他罹患了「視力疲勞綜合症」。

「視力疲勞綜合症」是視力在超時、超負荷的工作下出現的一種持續性疲勞狀態。眼睛視力疲勞的患者通常會感到眼球和眼眶周圍不適、疼痛、怕光、流淚、複視（雙重影像），嚴重者會出現噁心、嘔吐、盜汗，並伴有精神萎靡、記憶減退、失眠等精神症狀。

當眼睛出現乾澀、眼睛癢、畏光、溢淚、刺痛或酸痛時，表示眼睛已過度疲勞，應及時讓眼睛休息，以保護眼睛。**如果繼續耗損眼力，持續出現上述症狀時，將會引起角膜上皮細胞脫落，造成器質性的損傷；**症狀進一步惡化，將會嚴重影響視力或失明，給患者帶來學習、工作和生活上嚴重的影響。

## ■世界之冠——「近視眼」

當今在大眾交通工具上，不難看到人手一機的「低頭族」，目不轉睛地盯著手機、平板、3C產品；上班忙，上了車更忙，真有必要如此虐待這雙明亮的眼睛嗎？衛生福利部調查發現，國人十八歲以下患近視眼的比率是85％，居世界之冠。

以前小朋友只要戴上眼鏡，「四眼田雞」的外號就不逕而走！時下3C產品充斥，更加速各種眼疾的發生，老子預言「五色令人目盲」的時代真的來臨了！不只是眼科醫生生意興隆，連眼鏡行的老闆都要大發利市了！從度數、年齡，都脫離不了汰舊換新，您將成為他們的忠實客戶，終身做定了您的生意；長大想當帥氣的飛行員，報效國家，永遠輪不到您了！

為什麼會「近視」？又何以會「老花」？

眼睛老花是視覺神經老化？還是大腦老化？

**中醫認為：「近視」是火不足；「老花」是腎水虧。**

原因是，人由先天轉為後天之後（不再是童真之體時），隨著年歲的增長，後腦的氣脈漸漸不通，腦神經慢慢衰老、閉塞，功能逐漸退化，甚而凋亡；不只是眼睛老化生翳，牙齒也會動搖脫落，流口水，耳朵也會出毛病，各式各樣的衰老現象一樣一樣的出爐，讓我們應接不暇，苦不堪言，加上資訊的發達，一點點小毛病就懷疑是這個病、那個病，更恐懼得到絕症⋯。

## ■動眼補給

眼睛看得見光明是很重要的，有光明，生命的活動才充實精彩；所以一定要保護好眼睛，不要過度使用眼力。**我們可以藉由一些簡單的按摩，放鬆眼部肌肉，促進血液循環，消除眼睛疲勞；以預防近視、青光眼、眼睛模糊、視神經病變、老化。**當眼睛疲勞時，其四周的血液流量和循環都會變慢，容易引起假性近視、頭痛，頸部肌肉也會僵硬、痠痛。

所以使用眼睛之後，最好閉目，讓眼睛放鬆休息一下，**將兩手掌搓熱，放在雙眼上煨熱眼睛七次；再做眼球三百六十度旋轉運動操**（次數以七為倍數），**先順時鐘方向，再換逆時鐘方向轉動眼球，速度不要太快。**

**閉眼休息後，再睜開眼睛凝視遠方**，可以幫助恢復眼睛疲勞，增強視力，預防眼疾；注意凝視遠方時眼球不要太用力，也不要斜視、或瞇著眼睛，才能達到眼睛保健的效果。

其次，將雙手洗淨，**用雙手食指的指腹按摩眼睛四周**，從眉頭的穴位開始，力道適中，感覺到有微微的酸脹感即可，小心不能按到眼球。只要有心，是個簡單易行的視力保健法。

## ■養眼食療

保養眼睛的方法很多，如出門戴太陽眼鏡遮光護眼，防止紫外線、強光等直接照射傷害眼睛；少抽菸，避免高脂飲食⋯⋯，多補充維生素A、C、E、鋅、β胡蘿蔔素，及含有葉黃素、玉米黃素的食材，這些營養素

思帖醫方

### 保護視力的健康飲食

1. 多攝取綠色蔬果，如菠菜、綠花椰菜。
2. 胡蘿蔔中含有大量的β胡蘿蔔素，可轉化成維生素A。
3. 番茄中含有豐富的β胡蘿蔔素和γ胡蘿蔔素，能提升免疫力，防止視力退化與視網膜氧化。
4. 紅蘿蔔加蘋果打成果汁，好喝又可以維持眼睛和皮膚的健康，改善夜盲症及皮膚粗糙，避免受自由基的傷害。

醫思方帖

## 視力保健按摩法

**動作1**：由眼內角沿著上眼眶輕輕向外按摩到眼尾。

**動作2**：再由眼內角沿著下眼眶輕輕向外推按至眼尾（按摩順序：攢竹、魚腰、絲竹空；睛明、承泣、瞳子髎）。

- 攢竹：（位於眉頭凹陷處）以拇指分別按壓，由輕而重，感覺到有微微酸脹感為宜。可改善流淚、眼睛紅腫、疼痛、眼皮跳動。
- 魚腰：（位於眉的中間處）能改善眼睛疲勞、頭痛。
- 絲竹空：（位於眉梢）明目，改善偏、正頭痛。
- 睛明：（位於內眼角，近眼眶骨內緣）用拇指和食指分別按兩邊的睛明穴，先用力向上壓，再向下捏擠。能降眼壓、消除疲勞，改善迎風流淚、頭痛目眩。
- 承泣：（位於眼平視時，瞳孔往下七分處）可改善眼睛紅、痛、癢。
- 瞳子髎（又名太陽穴）：（位於眼尾和眉梢的凹陷處）用雙手拇指或食指緊貼鬢角凹陷處，反覆按壓到有酸脹感。能改善頭風、頭痛，一切眼疾。

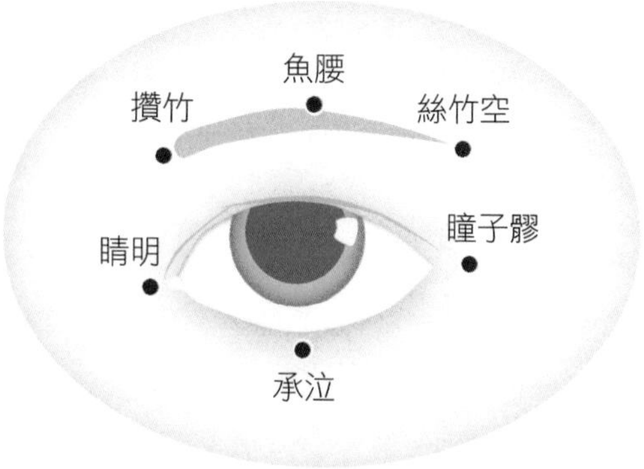

是保護眼睛的「視網膜抗氧化物」。

據報導，國人研發成功的「杜X藻」，含有非常豐富的β胡蘿蔔素、α胡蘿蔔素、葉黃素、玉米黃素及蕃茄紅素等多種天然的「類胡蘿蔔素」，是最天然、種類最齊全、抗氧化性強、易被人體吸收又安全可靠的食物；最顯著的是對「眼睛」有保護作用，還具有抗癌、抗老化、預防慢性病等效益。

若是**因貧血所引起的眼睛疲勞者，可由天然食材中攝取含有葉酸、維生素$B_{12}$的食物**，如甜菜根、櫻桃、葡萄、黑芝麻、蘆筍等，並多補充蛋白質；儘量不要服用化學合成的維生素A，不小心過量會有中毒之虞。

## ■天眼——洞見十方世界

《楞嚴經》中記載：「佛陀的大弟子——阿那律陀，有一次在聽佛陀開示時，昏沉打瞌睡，佛陀呵責他：『咄咄汝好睡，螺螄蚌蛤內，一睡一千年，不聞佛名字。』，他非常自責，慚愧懺悔，涕淚悲泣；反省之後，奮發精進，七天七夜不眠不休地用功，因此雙目失明了……。」

**佛陀隨後教他啟動生命另一個自性光明的功能**——「樂見照明金剛三昧」的修法；修成就，證得大阿羅漢果位，得了「天眼通」，能看見十方世界無有障礙。不需要用肉眼，而是從自性中煥發出眼識的真精靈妙性能，洞澈光明，圓融照見十方三千大千世界的一切影像，好像看手上的「庵摩羅果」一樣清楚！

阿那律陀尊者得了天眼通以後，他的肉眼好起來沒有？沒有喔！肉眼還是看不見的。有一天，尊者的衣服破了，說道：「有誰願意幫我穿針縫衣啊？」慈悲的佛陀聽到了，親自來為他穿針縫衣！**這是最早記錄有關眼睛疲勞過度，而致眼睛失明的實例。**

## ■昭然獨明

以前南老師常告誡我們：「您們都用眼睛去看事物，結果把眼睛看壞了、看近視了；您們看電視、電影（甚至逛街、聽音樂…）時，常把精神、思想融入在情節中，不停的關注戲中的情節和精彩的內容，或完全把精神集中在音樂的旋律或歌詞的意境裡，幾乎到了渾然忘我的境界。如此不僅消耗眼力，也嚴重耗費掉自己的精神和生命，如此『衰老』和『近視眼』會很快找上門來。」

看花、看水、看風景、看書、看電視…都

思帖醫方

### 南老師開示

南老師開示：「『樂見照明金剛三昧』不是神經系統，是意識境界、心的境界。這個意識、心的境界，同大家做夢時很像，譬如我們會做夢，大家在夢中能清楚看見景象事物，對不對？所以在夢中，看見的功能並沒有失壞，我們能發起這個功能，就是天眼的功能。

照明三昧，是在完全寧靜的狀態，好像一片黑暗一樣，沒有意識、思想加以分析。其實真正的寧靜是黑暗哦，黑暗中定久了，身心空了，黑暗中會有各色的光起來，自性的光明就發動了。例如，北極沒有太陽光照到，但有極光就會發起來。」

一樣，不要用眼睛去看。看一朵朵美麗鮮豔燦爛的花，要把花的精神吸過來；看水，要把水的精靈、波瀾吸過來；看電視，要把電視的影像吸過來；看書要把書的言語文字的精義融會於心，如此**心中自會充滿神光，才不會傷眼神**，把眼睛看壞掉，神光才不會外露。

## ■目明心開

如何把它「吸過來」，而不傷眼神、近視或老花呢？

眼睛是通過視覺神經的反射，才能看得見影像的對嗎？同「照相機」的原理一樣，照相機拍攝圖像，景物反射的光，通過鏡頭聚集在成像的平面上（底片），捕捉、紀錄住影像，從而呈現出清晰的照片。

照相機照相時不是把影像留在鏡頭，而是透過鏡頭把影像映到後面的底片上，對嗎？相同的，我們的眼睛看見影像時，影像透過光的反射到視覺神經（能看的不是眼睛，也不是視覺神經，而是視覺神經後面使我們能看見東西的那個功能）。

視覺神經位於後腦的部位，大約在風池穴、風府穴的位置；**請試著把影像拉到後腦勺，映在視覺神經上，既不費力、也不傷神，更不傷眼睛**。眼睛就不容易疲勞、乾澀，甚至於可以將眼睛的許多功能調整恢復過來。

我們慢慢練習，當眼睛見到影像時，不要把眼神、專

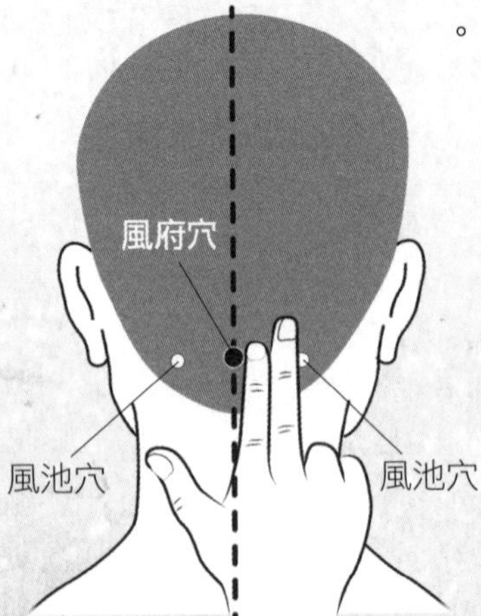

注力、心力完全投注到外相上，尤其是看到喜歡悅意的人、事、物時，眼睛被外相吸住了，眼睛為之一亮，引發意識，起了分別，心開悅意，被這個喜歡的人或物相給抓住了，神「著」在外相上，「氣」耗散於無形。

「眼看物」、「心觸動」、「神耗損」，人很快就會沒電；這就是為什麼「五光十色」令人眼睛疲勞、身心疲憊、心神耗散，近視、老花、白內障，若不即刻加油充電，人很快會老化，需送廠維修，甚至很快會報廢掉。

所以，**當我們用功用眼過後，閉上眼睛，轉動眼球，按摩後腦**，以保護眼睛；不要等到壞了，再來想辦法找名醫，已然不可逆轉了。

## ■肝開竅於目

眼睛位於人體所有孔竅的最高處，眼睛中醫稱為「精明」，是視覺器官，靈魂之窗；受傷，人生將失去精彩……。

肝與眼睛的關係非常密切，《素問．脈要精微論》說：「夫精明者，所以視物、別黑白、審短長」，肝之經脈氣血上通於目，因此眼睛之能視物，有賴於肝氣的疏泄和肝血的充養濡潤；肝受血而能視，肝和則眼能辨五色。《靈樞．大惑論》說：「五臟六腑之精氣，皆上注於目而為之精。……上屬於腦，後出於項中。」又說：「肝開竅於目」，肝的功能正常與否可由眼睛反映出來，人精神旺盛時，兩眼炯炯有神，精神萎靡時，眼睛無神，甚至是睜不開眼的。

忙碌勞累一定透支消耗體力、腦力和眼力，過度疲勞又沒有得到適當的休息，一定耗血傷肝。眼睛疲勞，視力必定受影響，因**眼睛之所以能看見東西，有賴於肝血的充足，和肝臟的營養供給**；倘若肝血不能上達到眼睛並滋養它，眼睛必定出現各種眼疾。

## ■清肝利眸

古人早已用枸杞、菊花泡茶來養護眼睛，它具有「清肝、利頭目」的功效。現代藥理證明「枸杞」中含有非常豐富的「玉米黃素」高達5mg/100g，和「葉黃素」（葉黃素來源於食物，**人體無法自行合成**）；它可以吸收有害的藍光，是強而有力的抗氧化劑，經實驗證明，確實能保護視網膜和視神經不受損傷，進而改善視力。

「菊花」具有鬆弛神經、提神醒腦、舒緩頭痛等作用，對於肝火旺、用眼過度，視力模糊所致的眼睛乾澀，有非常好的改善成效，因此**建議電腦族們，平時可沖泡「枸杞菊花茶」來當茶飲用**，保養眼睛，細水長流，日久明目，保養眼睛於無形！但此茶因屬性偏涼，所以體虛或脾胃虛寒者，容易腹瀉者不要喝太多。

另外，**枸杞葉叫「天精草」，味甘涼；炒或煮湯吃，有清熱明目的效果**。其外皮俗稱「地骨皮」，能降肺中伏火，瀉肝腎虛熱，消浮游之火，能明顯改善更年期「潮熱」、「盜汗」等症狀。

對「眼睛疲勞症」、「乾眼症」的人，**我也常用「蕤仁」來補益腎水，能起到滋潤養眼**

**的效果**。蕤仁，入心、肝、脾，這三條經脈分別是生血、藏血、統血的臟腑，血之生源源不絕，自然能上行到最高處—眼睛，看東西自然清楚明了，眼疾自能痊癒。

「女貞子、旱蓮草」等量熬膏服用，具有良好的滋陰補腎、益肝明目效果，能緩解眼睛疲勞、乾澀，物美價廉而功大，對陰虛者及老人眼睛的補養特佳。

民間常用「夏枯草」來泡茶，味苦、辛、寒，歸肝、膽經，主治肝經的病症。能清肝明目，對肝火上炎所致的目赤腫痛、頭痛有效；又能利尿、降血壓。

# 五音令人耳聾

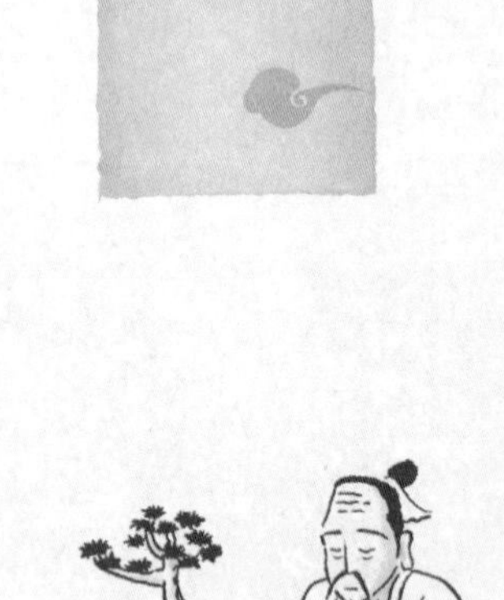

哈哈！看來老子為後人白操了心，徒費唇舌了，他一定沒想到物質文明昌盛的今天，目盲有「眼鏡」，耳聾有「助聽器」，口爽有「消化片」，發狂有「鎮定劑」。

他為後人擔憂的：「五色令人目盲，五音令人耳聾，五味令人口爽，馳騁畋獵令人心發狂，難得之貨令人行妨」，兩千多年前他怎麼知道會應驗在二十一世紀的今天，真是未卜先知啊！這個時代科技發達，帶來人類從所未有的便利和享樂，電視、電影、聲光、雷射、音響，樣樣精湛高明，絢麗多彩。精密科技發展出來的聲、光、電，促使聲、色、貨、利的繁盛，樣樣精彩鮮豔奪目，滿足眼耳等五官的追求喜好，結果眼睛近視了、耳朵聾了，鼻子、嘴巴、心靈也都失靈了。

老子提出嚴重的警告，希望**人們對聲、色、貨、利及口腹之欲，要懂得節制；應該利用這些科技為人類的生存而服務，使生活更加精彩完善，才是正面而有意義的。**不要過度耽溺於感官的享樂，否則「求樂反苦」，在發展物質的同時，重視精神生活的安定知足，才能享受美好優質的人生。

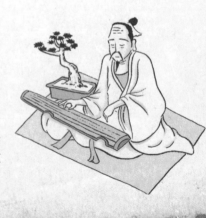

## ■聲、光、電

旋律優美的音樂或聲音，令人心平氣和，給人放鬆、寧靜的感覺，腦中的血液循環減慢；藉由美好的樂曲，陶冶性情、抒發情感、安定情緒、調解緊張、壓力、煩憂，還能提振精神、消除疲勞，幫助入眠……。

而節奏快、高音調、強刺激的音樂，使人興奮，肌肉神經緊張，心跳、呼吸加速，血壓升高，如搖滾樂、重金屬音樂，砰、砰、砰……，聽久了，令人心情浮越、煩躁、焦慮、坐立不安……。且演唱或播放這些音樂時，音響都開得很大，音量越小，振幅越小，**音量（響度）越大，振幅就越大；刺激耳膜，時間長了，聽力受損，功能減退……。**

「耳朵」是脊椎動物獨有的聽覺器官，過分重視聽覺享受，久而久之，傷害聽覺神經於無形。比如戴耳機，外面聲音吵雜，耳機的聲音不知不覺就開大了；耳機戴久了，耳朵、神經、大腦長年沉浸在聲、電的刺激下，震動耳膜，傷害聽覺神經，容易導致永久性的耳膜損傷，造成嚴重的聽力喪失。

## ■突發性耳聾

物質越進步，人的物慾越強，自我越大，毛病也就越多，醫院門庭若市。聲光色俱佳的廣告、媒體，啃蝕著我們的視聽，腐蝕我們的精神，放蕩我們的形骸，人們任由物慾橫流而「上癮」，將造成傳導性聽力損傷。

近年來，「突發性耳聾」發病率有逐年上升的趨勢；突發性耳聾是指在幾小時或幾天內突然發生感音性、神經性聽力減退的症狀。有的在巨怒之後，突然喪失聽力而出現「暴聾」。

另外，考生在大考前患此症的人數明顯增加，這是因為考試前夕學習壓力大，神經處於高度緊張中，聽力極易在短期內下降，造成突發性耳聾。另外，由於社會發展、生活節奏快，精神緊張，工作壓力大，也容易患突發性耳聾。

約有20%的患者，其聽力可在充分休息後恢復，但大部分患者仍須配合藥物治療才能恢復聽力。所以一旦出現聽力減退、耳鳴、耳痛、耳塞等症狀時要儘早就醫，不要錯過黃金治療期。

## ■震耳欲聾的噪音

噪音對人體健康的危害已成為社會問題。**噪音影響人的神經系統**，令人心煩氣亂，脾氣暴躁、易怒、情緒不穩、沒耐性、注意力不集中、記憶力下降，干擾睡眠，更嚴重的是造成耳部不適，導致聽力下降。

時下來自汽車、火車、飛機、PUB、卡拉OK、KTV、歌舞廳的喇叭噪音，或來自工作環境震耳欲聾的機器聲，如打樁機、挖土機、紡織廠等⋯⋯，因聲音過大，沒有配戴防護噪音設備的耳塞，將加速耳朵的損傷，引起雜訊性耳聾。

據了解，音量在50分貝以下，人感覺最舒適。50～70分貝的音量，令血管收縮，血壓上升，注意力下降，干擾學習，讓人產生焦慮不安、睡眠障礙，引發各種症狀。

汽車的喇叭聲、警笛聲、卡拉OK、舞廳內的音響噪音高達110分貝，這些巨大的聲音，使內分泌、情緒、肌電圖都起變化，興奮得使人無法久坐，自然隨之唱歌、跳舞。120分貝的聲音（甚至更高），可能會使聽力受損，出現暫時性重聽，如不好好讓耳朵休息，會造成永久性之重聽或失聰。

## ■老年性聽力障礙

人類的耳朵可以聽到20到2萬赫茲（Hz）之間的聲音頻率，隨著年齡的增加而降低，到了六十歲左右，大概只能聽見12000Hz以下的聲音了！隨著人口的老齡化，耳鳴、耳聾，聽力逐漸下降的老人越來越多；據統計，我國有一半的老人出現聽力障礙的問題。老年性耳聾的表現：

1. **答非所問**：常在別人說話時打岔，而出現很多笑話，使老人感到十分尷尬。
2. **聲量加大**：因聽力障礙之故，常將電視、收音機的聲音開得很大，令人難以忍受。
3. **聽覺退化**：由於耳朵重聽之故，逐漸遠離人群，不願與人交往；當別人有說有笑時，他們常獨自離開或睜大眼睛發愣。
4. **社交失能**：由於不願（缺乏）與人交往互動，老人的性格變得越來越孤僻、古怪，身心受到一定的影響，容易發展成老人失智症。

**所以老人聽力的問題，就不能等閒視之，要補腎氣。**耳為腎之外竅，為十二經脈所灌注，內通於腦。腎藏精而主骨髓，腦為髓海，腎精充沛，髓海得濡，則聽覺正常；若腎精耗損，則髓海空虛，發為耳鳴、耳聾。《靈樞．決氣篇》說：「髓海不足則腦轉耳鳴」；《靈樞．口問》篇也說：「故上氣不足，腦為之不滿，耳為之苦鳴。」

## ■九竅不靈光

《靈樞．邪客》云：「天有日月，人有耳目；地有九州，人有七竅……。」意思是，人有耳目聰明，可聽可看，猶如天有日月光明之象一樣。

**中醫書中說：腎氣充則「耳聰」，腎氣敗則「耳聾」，腎氣不足則「耳鳴」，腎中結熱則「耳膿」**。「耳鳴」是耳朵內（或頭顱內）自覺有蚊子聲、或蟬鳴聲、或潮汐聲，音調或高或低。「耳聾」是指不同程度的聽力減退，甚至消失，耳朵痞塞不通；亦可由耳鳴發展而來，二者可獨立存在，或相伴隨而至。

我們的眼睛，只能看到前面和左右兩邊斜角四分之一而已；鼻子、嘴巴更差，要接觸到才有所感覺。最厲害的是聽力，上下左右十方的聲音都聽得見，所以，佛陀告訴我們「娑婆世界的眾生耳根最利」，音聲也是修行的重要法門之一。

人之所以頭腦清醒精明，耳朵能聽，眼睛能看，四肢能動，六根（眼耳鼻舌身意）能用，行動俐落，是由於腎中一點「真火」的作用！反之，這腎中真火（真陽）衰微不用了，則九

**竅不靈光**。人老了或腎中的精氣虛衰、虧損了，身體一切氣也跟著衰竭低下，表現在九竅，如眼睛、耳朵、大小便等也都會不靈光，自然耳不聽、目不明、髮蒼蒼、齒搖搖，大便無力，小便滴滴答答……。

這就是「物必自腐而後蟲生」的道理，東西是先由內部壞掉，才會由外表顯露出來。《靈樞·脈度》云：「腎氣通於耳，腎和則耳能聞五音矣」，腎中精氣充盈，髓海得養，則聽覺靈敏，分辨力強。

## ■耳通氣海

「腎開竅於耳」，耳朵屬腎、屬水、屬坎卦，耳通「氣海」，換句話說，**耳朵與生命之源的「腎」是相通的**。「氣」是維持一切生物生命所必需的能量動力。氣的運行循著「血脈」的道路而走，人的生機是藉由「氣化」而充實的，所以人老了，或耳朵曾經受過傷的，氣通不到的地方，耳朵就聽不見了。

耳通氣海，「氣海」意指氣的大海，是先天腎精元陽滙集之處；**「氣海穴」位於人體前正中線，肚臍下1.5寸**，由上通到下面。腎氣旺，氣進出順暢，視、聽、言、動就沒有障礙了；若腎氣虛弱，氣進出不通利，耳朵就會有如被蒙住的感覺，耳朵裡的氣被塞住了，就會出現有如「蟬鳴」的聲音。

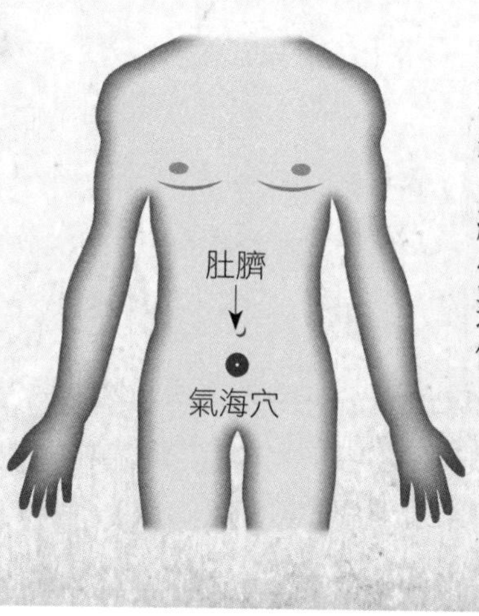

人老了，氣血衰弱，下元氣必虛損，表現在外是精神不振，萎靡無力；在上則耳朵悶住了，聽不見了。所以耳鳴、腦鳴、耳聾，是腎氣虛衰、氣不歸元的外在表現，是機體內部老化的原故。

**建議睡前用熱水泡腳，或用手按壓、搓揉腳底的湧泉穴，搓到兩個腳心發熱、發燙**；或針灸氣海穴（孕婦慎用），如此能引氣下行，使人充滿青春活力，不知疲勞，改善生殖能力。又如**八味地黃丸中的「肉桂」**，辛熱純陽，溫補命門之火，為治療下元虛冷的要藥，**能引氣歸於腎**，引火歸原之意。**或用牛膝引藥下行**，**補益肝腎**，**強腰膝以活血**，**強筋健骨**。具體治療就請教中醫師，才能針對個別問題給予適合的方藥。

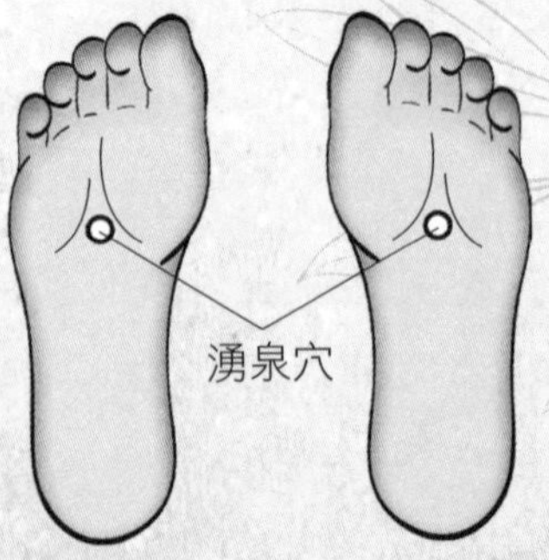


## ■開竅以益氣聰明

耳朵為少陽膽經所管轄，或因惱怒，氣往上沖，循著膽經上到耳朵而干擾清竅；或因情志不暢，氣機鬱結，氣鬱久化為火；或飲食沒有節制，水濕內停，聚而為痰，痰鬱化火，蒙蔽清竅；或先天不足、或久病虛弱、或恣情縱慾等，都可使腎氣耗傷，髓海空虛，導致耳竅失聰；或飲食勞倦，損傷脾胃，氣血生化無源，經脈空虛，不能上承於耳。以上原因都能致肝腎不足，精血衰少，不能上充清竅，以致於耳鳴、耳聾。

**腎開竅於耳，腎主納氣，肺主吸氣，一身之氣貫於耳故也**，欲治耳鳴、耳聾、耳塞，必先調氣、開鬱。辨症後，因虛者給予補益調養，因熱者給予清熱，因風者先疏風散邪，並加調氣補腎之劑。最重要一定要加「開竅」的藥物，如遠志、石菖蒲等，必能快速「通耳開竅」，恢復敏銳的聽覺。

有位供電局（電力公司）的職員，耳鳴多年，在當地醫院吃藥、針灸了半年未見改善，拿來藥方；我只在藥單上加「遠志、石菖蒲」二味開竅藥，結果耳鳴大大改善，藥到病除。

某日有位友人來電詢問：「請問博士，妳能否治耳朵聽不見？」

我問：「是先天還是後天？得之於先天，我無能為力；若是後天，可以帶來試試！」

他帶來一位小女孩約六歲，從外表看來聰明美麗中帶著莊嚴清秀之相，皮膚白裡透紅……，能發出聲音，但除了她母親，無人能意會小女孩是在說什麼？也常寫些沒有人看得懂的天書……。這位小女孩經上海某附屬醫院耳鼻喉科診斷為「雙側大前庭導水管，鼻咽頂增殖體肥厚」致聽力障礙，無法開刀，也無藥可治，醫生建議用助聽器，但效果不明顯。

後來經我四診合參後，以小柴胡湯、清震湯加遠志、石菖蒲治療；約二周後，幼兒園老師告訴家長，小女孩的聽力有進步；一個月後聽力明顯改善，三個月後，能聽、能說、能唱、能跳、能讀字卡、能誦心經……，小女孩的父母親及周邊的人都驚訝老祖宗的醫藥真是神奇！

少陽膽經從頭角，循行耳後，入耳中，出於耳前；基本上耳朵的疾病，我們經常用小柴胡湯或小柴胡湯去人參，都能收到意想不到的成果。這位小女孩不知是什麼原因造成而被診斷為「雙側耳朵大前庭導水管，鼻咽頂增殖體肥厚」，壓迫聽覺神經，而影響聽力，導致聽力障礙，而變成既聾又啞。

耳朵屬少陽，用小柴胡湯能達到病所；鼻咽頂增殖體肥厚以「清震湯」消腫、燥濕、散瘀血，引其因肥厚而壓迫導致腫脹所生的水或淤血，由體內自行吸收；加「通竅」藥——遠志、石菖蒲，以通耳開竅。腫消、濕去、瘀化、竅通，她的聽覺就在不知不覺中恢復正常，問題就迎刃而解了，不亦快哉！

## ■搓、揉、彈、按摩

**「耳朵」不只是聽覺器官**，還可以幫忙醫生診斷疾病。因為**它是全身經絡匯集和五臟六腑反射縮影的地方**，身體各種疾病可由耳朵反應出來，給予我們預警。**觀察耳朵的色澤、形狀、異常的水腫、壓痛點或突起物，都與內部臟腑的健康習習相關。**有個朋友感冒後突然一只耳朵的內緣水腫，找過了中西醫都沒法消除；我想耳朵屬少陽經所管轄，因此給了他二包小柴胡湯就治好了！

中醫獨特的耳針療法，證明耳廓與身體各器官之間有著密不可分的聯繫；**針刺、按摩耳朵的穴位，能疏通經絡，調理臟腑，達到治病的目的。**通過搓、揉、彈、按摩耳朵、耳垂、耳廓等部位，可以促進血液循環，消除疲勞、幫助睡眠、增強記憶力、免疫力、代謝力、促進膽汁分泌，改善耳疾、頭痛、頭暈等，起到補腎，強身健體的作用。只要有空，不拘時間、地點，都可以按摩，簡單、方便、易行。

1. **搓：**用兩手食指和中指，（或兩手搓熱）夾住耳朵前後，在耳根部，用力上下摩擦至微紅發熱，次數不限。

**2.揉**：兩手搓熱，按摩雙耳廓，拉耳屏、耳垂，自內向外提拉，力道由輕到重，牽拉的力量以不疼痛為限。

**3.彈**：用兩手食指、中指、無名指，彈撥雙耳百下，有助恢復聽力，消除耳鳴。

**4.鳴天鼓**：屈肘，兩手掌掩（壓）住耳朵，再用其他的手指彈打耳後頭骨，會出現打鼓砰～砰～作響的聲音就叫「鳴天鼓」。

在蘇州居住的一位老太太，被耳鳴困擾多年，慢慢耳朵也背了，逐漸發展成耳聾。我沒給她吃藥，只建議她每日「彈耳」，次數不居，很快您會不習慣沒有耳鳴的日子！她回家後每天早晚勤快地各彈耳三百下，二周後興高采烈地跑來告訴我：「哦！真神奇耶，困擾我多年的耳鳴、重聽，居然只用這麼簡單的動作就消失了。」

# 五味令人口爽

「食物」是人類賴以生存和生命活動能量最重要的來源。

過去的人擔心營養不良，現代的人卻害怕營養過剩，奇珍異果擺在眼前，令人十指大動，很少人能受得了誘惑，總是放縱口腹，大吃特吃，吃三餐不夠，四餐、五餐，外加宵夜、零食、糖果、糕點、甜食…應有盡有。最後害怕肥胖、三高、癌腫…，才開始關注飲食，加上網路發達和資訊普及，這個不能吃，那個吃了會怎麼樣…，讓人無所適從；試圖聽聽專家的意見，讓自己吃得營養、健康…，也不一定能如願，每個專家都祭出各自的看家本領，搞得大家頭大如斗。更何況，世界上沒有某種食物能囊括人體所必需的營養素，也沒有任何靈丹妙藥能夠包治某種疾病。

人體必需的營養和活動所需的能量，來自於日常生活中的穀、肉、果、菜，還要均衡、定時、定量，和一個健全的消化系統。享用美食佳餚令人心情愉悅滿足，身體得到滋養健康，有時又因為太過豐盛，令人心生貪著，而致飲食過量，影響腸胃消化；吃太飽又讓人有昏昏欲睡，意識思維能力降低的現象，可見弊大於利。

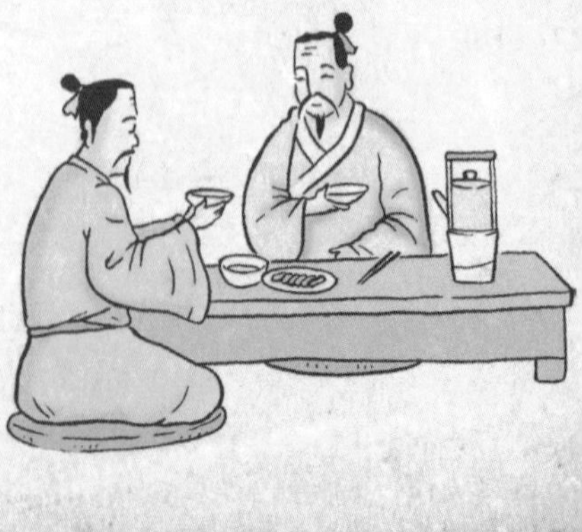

## ■五味亂口

有人餐餐雞、鴨、魚、肉，白米、細糧，煎、炸、煙燻、燒烤，多油、多糖、多鹽……，嚐慣了美食佳餚的老饕，或經常吃辛辣刺激等重口味的人，舌頭習慣了這些氣味濃厚、肥甘滋膩的食物，把舌頭給吃痲了、吃木了，味覺神經痲痺，變得不靈敏，令人食不知味，也加重消化系統的負擔。舌頭不靈敏，味覺就會錯亂，常覺得菜做得不夠味，最後連梨子的甜味、蘿蔔的香味都嚐不出來，更何況能吃出其它蔬菜水果中的甘甜美味呢？現代人是否該反向思考一下了呢？

老子說：「五味令人口爽」，指的是各種精緻加工化學食品吃多了，容易喪失味覺，口淡乏味，食慾不振。老子意在提醒世人，**不要貪圖口腹之欲，否則將會傷到味覺神經而變得遲鈍**。其次，**重口味者身體的體味也會比較重**。

這些肥甘滋膩的食物，容易助濕、生痰、化熱；甘甜之品容易妨礙腸胃，不易消化而脹氣，更容易造成高血壓、高血脂、肥胖、糖尿病、心臟病等；常吃燒烤，高溫油炸的食物，據報導更容易引起消化道的病變。

「**重口味**」的人，**舌根將失去對天然滋味的敏銳度**，**能量的消耗也比其他人快速**，每天想吃這個、想吃那個；尤其是喜歡吃的人，用餐時也特別愛講話，有時會言多必失；加上喝酒，常禍從口出。對食物慾望淡泊的人，口味也會較清淡，味覺敏銳，能夠吃到食物的原味；能量的消耗也比較少，身體輕盈。

## ■三寸舌頭

姑且不論「三寸之舌」能造福多少福國利民的偉業，不談舌燦蓮花能演繹多少聖賢的教化德澤；人的三寸舌頭，充其量也不過一兩重，但因其結構十分精密複雜，因此能辨識出不同的味道，更能顯示出腸胃等身心健康的狀況。兩性親密接觸少不了扮演重要的媒介，是幸福快樂的指標。溫文爾雅的孔老夫子都不諱言：「飲食男女，人之大欲存焉。」告子也說：「食色性也。」飲食，舌頭扮演的角色更是不可或缺。

**正常的「舌頭」是：舌體大小適中，舌色淡紅、鮮明，舌質滋潤，柔軟靈活**。中醫認為「舌苔」是由「胃氣」所生，**正常的舌苔是薄白均勻而潤；顯示臟腑功能正常，氣血津液充盈，胃氣旺盛**。

當脾胃功能不好或維生素缺乏之時，舌頭中間會見到較厚的白苔，或出現地圖舌、裂痕，嚴重或繼續缺乏時，地圖舌、裂縫會加深，中醫學上稱為**「裂紋舌」；此種舌象，多見於脾胃功能不佳**、先天稟賦不足，或體質虛弱者，或年長者身上。這些人常抱怨，口淡無味、沒食慾、胃脹氣、消化不良，事實上這類舌頭已經呈現出嚴重的病態了，與健康人相比一看就知道。

另一種是**舌尖紅，舌苔白（黃）而厚膩，明顯表示消化不良**。舌頭發生嚴重變化後，60％的人胃酸分泌是不足的，消化酵素也低於正常水平，這時「胃」氣不降，就會出現脹氣、噯氣、打嗝、胃酸逆流、便秘或腹瀉等一系列腸胃問題。

## ■如睡蓮般的味蕾

舌頭表面密布了許多像乳頭一樣小小的突起物，醫學上稱為「舌乳頭」；在每個舌乳頭上面，長著像含苞待放的睡蓮花蕾一樣的東西，我們稱之為「味蕾」。其作用在辨認不同的味道，還與營養的攝取和機體內環境恆定的調節有關。

人約有一萬多個味蕾，大多數分布在舌頭的舌尖、兩側和舌體，少量在口腔的齶、咽部。吃東西時，食物通過牙齒的咀嚼，舌頭、唾液的攪拌，味蕾感受食物的各種滋味，將其個別的信息，經由味覺神經傳送到大腦的味覺中樞，分辨出酸、苦、甘、辛、鹹、淡、辣等味道。

**人分辨苦味的本領最高，其次是酸味，再其次為鹹味，甜味最差。**據說，胎兒在四～五個月的時候，就能感受甜味；兒童時期，味蕾的感受最為發達，我們看小孩子吃起東西來特別津津有味，特別香、特別好吃。但隨著年齡的增長，味蕾萎縮、減少、角化，味覺功能下降，因而吃起東西來總覺得淡而無味。

我們常會見到患有消化道潰瘍、糖尿病、內分泌疾病、脾胃虛弱、慢性病、久病、嗜好菸酒者；或感冒、高燒，舌頭潰瘍或維生素缺乏的人，都會訴說他們吃東西時「口淡無味」，這是因為舌乳頭萎縮、味蕾減少，明顯影響到味覺的感受。

另外有些口腔疾病，如黏膜病、齲齒、牙周病、拔牙後未修補好的人，因咀嚼不便，口腔無法正常分泌消化酶；或長時嗜好菸酒，對舌乳頭造成直接損傷，都能促使味蕾退化、味覺下降、食而無味；另外鋅元素不足，也會連帶嗅覺和味覺的改變。

## ■舌尖上的溫度

**進食食物的溫度也是個大學問，溫度對味蕾的影響很大**；溫度不對，味道也就變了。

我們日常生活中常能體驗到：咖啡要熱熱的喝，冷了，香醇不再，風味盡失，苦味加重；菜餚、湯、飯趁熱吃，味道香噴噴的，放涼了，變成「菜尾」，就完全走樣了；菜湯涼了，鮮美不見了，鹹味也會加重；冷飯吃起來，更是香Q全無。剛蒸出來的魚、蝦趁熱食用，放涼了，除了鮮味蕩然無存外，腥味加重，給人乏味的感覺。

另外，中藥一般給人苦的感覺，所以**中藥要趁溫熱時喝，一來有助藥勢，二來有助於減少苦味的覺受**。其次，酸味在五味之首，濃度越高酸味越突出；吃麻辣時，溫度越高，就越麻越辣。水果多半是酸甜多汁的，在17℃～26℃（**指水果的溫度**）左右時享用，其甜味和酸味搭配最合宜，甜、潤、清香的滋味最佳。諸位不妨試驗一下，體驗這些感覺是否真實？

有人研究四十九歲以後，味蕾開始退化、遲鈍，敏感度變差；保護好味蕾就是保護好自己的健康。

## ■舌頭的護理

有人喜歡吃很燙的食物，就像用熱水澆花一樣；有人喜歡吃冰涼的，才覺得清爽，味蕾是受不了的，還有人菸酒、濃茶、咖啡、香辣濃烈樣樣都來，把味蕾搞得七葷八素，麻木不仁，吃起東西來變得沒味道！「味蕾」是人體重要的味覺感受器，老子說：「五味令人口爽」，淮南子也說：「五味亂口，使口爽傷」，指的是當今美食千奇百種，口味也越來越重，味蕾受到太多的刺激，變得遲鈍而越來越沒有感覺，食慾當然就越來越差。

味蕾損傷後，食慾降低，經常食不知味，將更影響消化功能及營養的攝取，使身體日漸消瘦，抵抗力減弱，於是疾病將接踵而至，所以一定要照護好味蕾。

舌頭表面具有足夠的味蕾，才能感覺到飯菜的香醇味道，因此進食時應充分咀嚼，讓食物接觸味蕾的機會增加，才能提高其興奮性，建議攝取食物應注意以下事項：

1. 每餐七～八分飽，讓味蕾經常處於興奮狀態中。
2. 避免過冷、過熱及刺激性的食物，這些可能破壞舌頭表面上的味蕾，影響味覺神經，使口味越來越重。
3. 用小蘇打水或淡鹽水漱口。
4. 改變食物的種類及烹調方法，從色、香、味等來提高食慾。
5. 為了避免口淡無味，每天可吃點新鮮蔬果，因蔬果中含有多種維生素和微量元素，能保護和刺激舌乳頭味蕾的作用。
6. 每天做叩齒、咽津等口腔運動，以強身健齒，促進唾液分泌，延緩舌乳頭、味蕾老化。

## ■刮舌苔有必要嗎？

許多人在刷牙後有順便清洗舌苔的習慣，將附著在舌頭上的舌苔刮除乾淨，認為這樣比較衛生，口腔內才不會滋生細菌、或有異味？這個保健知識和動作是對的嗎？

「刮舌苔」對味蕾來說是一種「機械性」的傷害。**刮舌苔時會損傷舌乳頭，破壞味蕾，造成舌頭麻木、味覺減退、食慾下降，進而影響身體健康。**刮了舌苔，若干時辰後它又會長出來，有什麼意義呢？另外，若有小毛病看中醫時，因舌苔被清理過，無法呈現真實的舌苔顏色和厚薄供醫生參考，容易造成資訊錯誤！

中醫認為**舌苔是「有胃氣」的表現，正常人舌頭上有一層「薄白而滋潤」的舌苔**是正常的。中醫師看病時，一定會看舌質、舌苔；由舌苔的色澤、厚薄等資訊，幫助診斷病情。如**由舌苔的白黃，辨別病的寒熱；由舌苔的薄厚，辨認病的輕重；由舌苔的變化，辨明疾病的轉變。**

舌苔一般變化不大，但感冒或偶而因吃壞肚子或其他疾病時，就能看出其中的差異。我經常建議朋友們每天早晨起床未刷牙前，先觀察舌頭的顏色和舌苔的變化，就能約略知道身體內部給我們傳達了什麼訊息。因此，當我們觀察到舌苔異常時，首先要注意飲食，是否因過飢、過飽、宵夜、冰涼或吃了不易消化的東西……；或熬夜、應酬等生活不規律所致。當以上問題消失時，舌苔就會恢復正常。若一直有異狀，建議諮詢中醫師，以免辜負身體提供我們這麼寶貴的警訊！

並請不要再刮舌苔了！若只為了保持口腔衛生，**請在用餐後，用淡鹽水或小蘇打水漱口、刷牙。**

## ■何以開口讓人難領教

有人外貌堂堂，衣冠楚楚，很遺憾，讓人難以近距離接近，原因是「口臭難聞」。造成口臭的原因有：

1. 生活習慣不佳，口腔不潔。
2. 牙齒、牙周疾病。
3. 腸胃積熱、食物積滯不消化、宿食等問題。
4. 抽菸、喝酒。

**建議飯後用35℃左右的溫開水漱口，清潔牙齒**，以清除口中的食物殘渣，保持口腔衛生；若有假牙者，更應該養成飯後清洗假牙的習慣。因為口腔的溫度是恆定的，牙齒和牙齦在這個溫度下清洗最舒服。有牙周病、口腔潰爛、牙齒發炎，鼻腔、咽喉部病變，慢性鼻蓄膿、鼻竇炎、扁桃腺發炎化

思醫帖方

### 口腔牙齒自我檢測表

1. □經常口臭。
2. □牙縫越來越大。
3. □牙肉萎縮，牙齦往上移。
4. □吃東西時，牙齒有酸酸的感覺。
5. □刷牙時出血。
6. □牙齦經常紅腫。
7. □易火氣大，牙齦浮腫。
8. □牙齒咬合不適，不好咀嚼。
9. □牙齒鬆動。

若有上述現象，應儘快找牙科醫師整治，以免牙齒敗壞光，成為無「齒」之徒；一來有礙尊容，再者妨礙健康，生活樂趣蕩然無存，非言之不預也！

膿、口鼻部的惡性腫瘤等，也都會出現難聞的氣味。

胃中有積熱，或吃太多燥熱的食物而導致消化不良，或便秘等因素的人，也會出現口臭；**可用玉女煎、清胃散、甘露飲等調理改善**，或是請教醫生。

# 不討喜的交響樂——打鼾

## ■打鼾不是病

**打鼾不是病，但吵起來真要命，OSAS不像病，漠視不理就沒命。**「打鼾」是個生理現象，不只是年紀大的人會打鼾，小孩、肥胖者、仰睡、工作勞累和某些疾病的人，都會在沉睡時呼聲大作。有位男士躺到床上，便呼聲大起，讓枕邊人夜夜被他的打鼾聲干擾到嚴重失眠，欲哭無淚，用任何方法都無法阻止如雷貫耳的——鼾聲！

套句佛教的說法，這是「業氣」粗重，地、水、火、風四大中「風」息不調的原因。夜間打鼾，常影響到隔天的精神，出現注意力不集中、倦怠，甚至導致交通意外或其他事故的發生。

據統計四十~六十歲之中，有60%的男性和40%的女性，在睡覺中常不自覺地出現打鼾。單純打鼾並不會影響健康，只會嚴重干擾到枕邊人的睡眠品質，這是何其殘忍的事啊；但若合併呼吸中止症，可要好好對治這身體傳來的警訊，否則將危害生命！

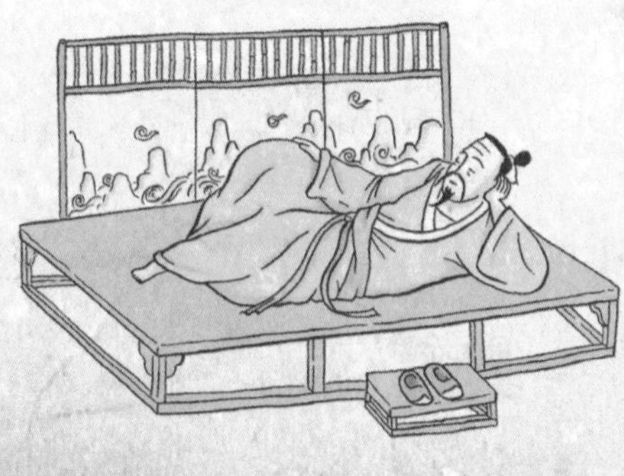

**「打鼾」是空氣強行通過變窄的呼吸道時所發出的震動聲**。熟睡後，由於呼吸道肌肉的張力降低，使得呼吸道變得較為狹窄，空氣不易通過，造成打鼾的現象。若再加上因鼻腔、鼻咽等結構異常時，將更影響呼吸道氣流進出的通暢度和阻力，而產生打鼾或睡眠呼吸中止。

只有打鼾，而沒有呼吸中止症或缺氧的現象，稱為「原發性打鼾症」。打鼾的情況會隨著睡眠的深度而加重。打鼾不一定會出現呼吸暫停，但打鼾往往是呼吸中止症候群的先兆，或根本是呼吸中止症候群的一個症狀。

**打鼾容易導致身體缺氧、$CO_2$濃度過高、血液粘稠，因而提高了心血管疾病的風險**。據統計，約有20％的成年人，在睡夢中出現打鼾。有睡眠呼吸中止症者，患中風的機率更高出正常人的三倍；如果再持續多日不睡或經常睡眠不好，血壓也容易飆高。根據醫學文獻報告指出：打鼾的人容易伴隨患有高血壓、心臟病、腦血管等疾病。

## ■張飛——致命的鼾聲

三國演義中描寫張飛為了要替關羽報仇，說服了劉

醫思方帖

### 容易打呼嚕的目測法

符合下列四～五項者，十個有九位會打呼，屢試不爽。

1. □身體肥胖。
2. □脖子短、肥。
3. □下巴短小或內縮。
4. □高血壓。
5. □男性＞女性。
6. □中年或年長者。
7. □情緒不穩定、煩躁易怒者。
8. □仰睡的人。

備，回到閬中，下了軍令，限三日內製好白旗白甲，三軍掛孝伐吳。

他屬下二名小廝稟告張飛：「這是不可能的任務！三天內無法縫製好旗幟，可否寬限幾日？」張飛一聽大怒，將二人各鞭打了五十下，打得兩人口吐鮮血；故暗中私下商議，這事三日內肯定無法完成，到時您我必定被殺，不如先殺了他！

張飛當日飲酒大醉，睡臥帳中，兩人持刀至床前，只見張飛兩目睜開、鬍鬚豎起，故害怕而不敢動手，正準備退出時，忽然聽到一巨大的「嘓～」的打鼾聲，知張飛已熟睡，才敢近前取其首級，直奔東吳。這「如雷貫耳的鼾聲」成了「致命」的破綻！

昔日張飛英勇地以二十騎兵在「長坂橋」怒目大喝一聲，夏侯傑即墮馬身亡，嚇阻了曹操的五千大軍；卻不幸因「打鼾」聲而招來殺身之禍，不亦悲哉！

## 打鼾的原因

有人認為發出「打鼾聲」表示此人已進入熟睡的狀態中。但專家對此有不同的看法，認為：「鼾聲是一個警訊，是打鼾者睡不安穩的表現，打鼾者常在鼾聲中猝醒；又因為夜間無法獲得良好的睡眠，導致白天精神不佳，昏昏欲睡或打瞌睡、頭痛、影響學習，甚至發生交通意外。兒童打鼾若未得到改善，長期缺氧，也會影響腦部智能的發育，或誘發中耳炎等」。造成的原因有：

1. **生理結構異常或上呼吸道狹窄：**如鼻中膈彎曲、扁桃腺或腺樣體肥大、懸壅垂過大、軟顎過長等，使氣流進出呼吸道的阻力增加，極易造成打鼾。

2. 呼吸道功能異常：上呼吸道支配氣管擴張肌的神經，或肌肉本身無法執行鬆、放的正常功能時，造成呼吸氣道狹窄，出現打鼾。

3. 睡姿影響打鼾：當人仰臥時，易張口呼吸，舌頭向後壓縮，腹肌往胸部推擠，而出現打鼾的症狀。（請參閱本書第33頁枕頭）

4. 男性多於女性：男性外食應酬多，容易肥胖，加上喝酒、抽菸、壓力、競爭等，都是造成打鼾的無形因素。

5. 藥物的影響：如酗酒，鎮靜安眠劑等。

6. 抽菸、肥胖者：長期抽菸的人，由於尼古丁的堆積，而使呼吸氣道狹窄，而出現打鼾。肥胖加上脖子短、肥、仰睡的人，都容易出現這種症狀。

7. 某些疾病：如甲狀腺低下症、肢端肥大症者，常伴隨著鼻、舌、咽部黏膜肥厚，也會打鼾。

思帖 醫方

## 如何預防打鼾

1. 採取右側臥姿睡覺，睡眠充足，不要張口呼吸。（參閱本書第123頁咬牙切齒篇）
2. 避免服用鎮靜安眠、酒精等藥物。
3. 避免睡前喝酒、大吃大喝。
4. 將枕頭調高到十公分左右，或合適自己頭頸部的高度。
5. 如有感冒或鼻過敏的人，應儘快積極治療。
6. 戒菸、減重。
7. 治療疾病。

## ■呼吸中止症類型

睡眠中，口鼻的呼吸氣流暫時停止超過十秒鐘以上者，稱為「呼吸中止症」，是睡眠時呼吸停止的一種睡眠障礙，容易出現在年長者或肥胖者身上，主要症狀為：睡覺時打鼾、呼吸困難、呼吸中止。嚴重打鼾合併睡眠呼吸終止症候群者，應積極治療。

### 1.阻塞性呼吸中止症

喉嚨附近的軟組織鬆弛，而造成上呼吸道阻塞，使氣流進不到肺部，造成機體缺氧和二氧化碳濃度升高，最後產生短暫的喚醒，常伴隨著換氣時嗆到喉嚨，或用力喘息，使呼吸道重新打開；此時患者會有較大幅度的深呼吸，大口吸取氧氣，隨後又睡著了，整個晚上睡眠斷斷續續，重覆這種現象（臨床上最常見）。因呼吸暫停引起血壓不穩定和心臟、肺臟的負擔，容易造成高血壓、心律不整、心肌梗塞、肺動脈高壓及腦血管意外，需因應對症治療。

### 2.中樞性呼吸中止症

呼吸中樞神經曾經受到創傷、中風等損害，不能正常傳達呼吸指令，引起睡眠時呼吸機能失調的疾病（較罕見）。臨床上容易出現：疲倦、白天嗜睡、夜尿、注意力變差、情緒不穩、生活品質下降⋯⋯。

有的人只表現其中的一種，有的人是二種類型兼而有之。

## ■終結打鼾的策略

「打鼾」可以用老祖宗留下來簡易有效的方藥調治，身體不容易受到傷害、省力、省錢，成果明顯。我們的專業團隊花了無數的人力和心血，研發出含有天麻、肉桂等藥材的保健品，可以輕鬆解決打鼾，提高睡眠品質，讓枕邊人獲得解脫，人生更加幸福美滿；最大的貢獻是——預防睡眠呼吸中止症所帶來的各種病症！

「天麻」主要用來鬆弛氣道，增加冠狀動脈的血流量，降低血管阻力。天麻是珍貴的中藥材，味甘、平，走「肝經」氣分，有息風止痙、平肝潛陽、祛風通絡的功效，能治療驚厥、抽搐、痙攣、眩暈、頭痛。現代藥理發現天麻中含有「天麻苷」成分，因此有抗驚厥、鎮靜、安眠、健腦、延緩衰老、抗炎、提高免疫力、降血壓等保健作用。

「肉桂」含有75～90％的主要成分「桂皮醛」，能通經脈、活血祛瘀、緩和充血，幫助末梢循環，有明顯的鎮靜和調解運動失調作用，也是一味名貴的中藥材。

目前西醫診療後，只以類固醇治療，或以侵入性手術治療，切除扁桃腺或腺樣增殖體，以擴大上呼吸的氣道，除此之外，尚未有其他的改善方案。打鼾不是個難以調治的生理現象，應積極找對方法改善他，能不動刀，就不要動刀！

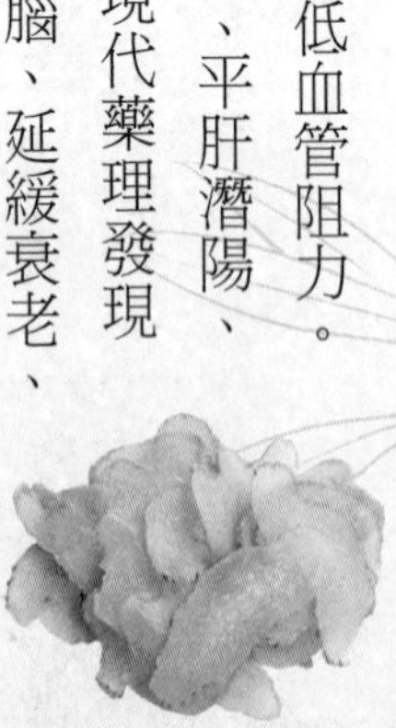

天麻

# 咬牙切齒

枕邊人夜半傳來陣陣淒厲可怕的「磨牙聲」，有人形容比打鼾的聲音還要恐怖！

**「夜間磨牙」不是疾病，但它可是一扇窺測睡眠質量和健康狀況的窗口。**幾乎每個人一生之中，或多或少都有過夜間磨牙的經驗；磨牙的人不知道自己會磨牙，反倒是吵醒了枕邊人。不管是兒童、青少年或成年人，夜間磨牙，都是件值得注意探討的健康問題。

據統計，有1/3的小朋友曾出現過夜間磨牙的現象。成年人也會磨牙嗎？當然會！接近一成左右的成年人，在沉睡之中，先是發出打呼的鼾聲，接著是刺耳的咯咯摩擦作響的磨牙聲，有時還會夾雜夢話，自己卻一無所知。

「磨牙」是在睡眠中無意識的情況下咬緊牙齒磨牙。造成磨牙的生理因素很多，如蛔蟲病、胃腸功能紊亂引起的磨牙是最常見到的，一般給予對症治療，即能消除磨牙的現象。

**「壓力」也是磨牙的重要誘因**，屬於心理層面因素；這些人平日工作繁忙，生活壓力大，焦慮、憂鬱…，當情緒壓抑無法得到抒發，時間久了，鬱而化火，出現磨牙。如果能透過思

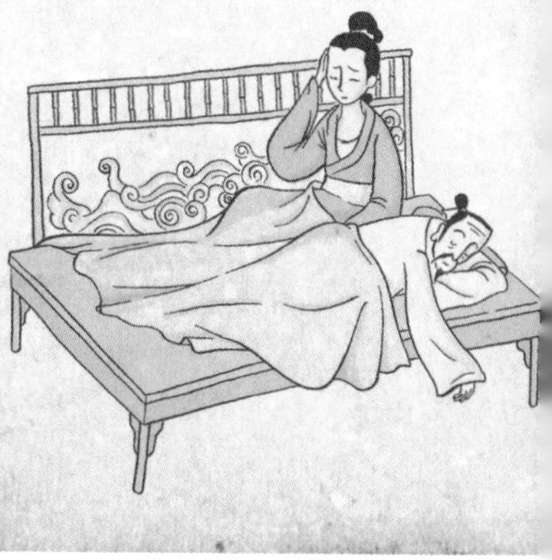

想理念的疏導，學習放鬆、鍛鍊、靜坐、冥想來緩解壓力，根除負面情緒，或化解惡劣的人際關係，都是抒發解除壓力的好方法。

夜間磨牙，若合併有睡眠呼吸中止症或隱藏心臟疾病者，常無法熟睡，睡眠淺、多夢、常處於睡睡醒醒的狀態，醒後仍舊感到疲倦沒睡飽的樣子，那就可能經常整個晚上不是打鼾就是磨牙！

## ■磨牙&健康

夜間磨牙的力道要比白天使勁用力咬牙的力量，還要多出好幾倍。人每天吃東西，咀嚼食物大約要花三～五十分鐘，假如因緊張而習慣性咬緊牙關，可長達二～三個小時。**磨牙生理研究指出：「夜間磨牙發生前的一分鐘內，腦波是呈現醒來的現象，同時血壓升高、心跳加快」**。這代表夜間磨牙，是在睡眠醒來時的剎那過程中出現的生理變化；只是瞬間醒來的時間太過於短暫，磨牙者沒有發覺而已！

更奇妙的是，**夜間磨牙發生的當下，口腔的「開口肌」和「閉口肌」是同時收縮的，這完全違反開口肌、閉口肌應該是一放、一收的基本原則。**當開口肌和閉口肌同時收縮時，上下排的牙齒就會彼此碰撞，這就是為什麼會出現磨牙的生理原因。因此，有人認為夜間磨牙是研究「睡眠」問題的最佳題材。

磨牙者若合併睡眠呼吸中止症時，常在睡眠中，張口呼吸，使得呼吸道扁塌，先是發出陣陣的鼾聲，然後是腦波短暫醒來，血壓升高、心跳加快，此時交感神經興奮，進而磨牙。這類族群最大的風險是中風和心肌梗塞，是真正需要積極治療的族群。許多因心肌梗塞住院的病人，常有不同程度的睡眠呼吸中止症。

## ■吉祥的右側臥姿

改善之道是側睡，以「右側臥姿」最為健康，它比其他的睡姿，更容易保持呼吸道通暢，避免打鼾和磨牙。

**側臥時，脊柱自然呈現生理性雙S型曲度**，全身肌肉能得到最大的放鬆，四肢容易放在舒適的位置上，安然入睡。

另一個原因是，心臟位於胸腔偏左的位置，右側臥姿，心臟受壓迫最小，有利於血液的搏出（左側臥，心臟易受到壓迫）。肝臟位於右上腹部，中醫認為人睡覺時，血液回歸到肝臟，以濡養滋潤肝臟，右側臥正好可以達到「肝藏血」的這種生理功能。胃腸道的開口也在右側，所以右側臥，有利於胃腸道的正常運行。這種臥姿又稱為「吉祥臥」。

思帖醫方

### 右側臥的好處

1. 容易入睡、也容易醒來。
2. 氣息順暢，身體調和。
3. 睡時少夢，或不作惡夢。
4. 睡眠時間少。
5. 避免遺精，少淫慾。
6. 醒後神清氣爽，精神飽滿。

## ■磨牙的類型

### 1.肚裡蟲爬

一般多發生在有「蛔蟲」病的小朋友身上，夜間磨牙發作時，常伴有腹痛；痛處以肚臍眼的四周為主，時痛、時好。這類小朋友平時食慾很好，卻面黃肌瘦，臉上可看到白色蟲斑，眼白中也會出現藍斑或藍點。

現代因環境衛生和耕種結構的改變，患蛔蟲病的小朋友已經很少見了。學校也有定期糞便檢測，**若查出有蟲卵時，只要服用三天的袪蟲藥，夜間磨牙的現象就會消失**。

### 2.心、胃火熱

手足陽明（胃、大腸）經之經脈皆環繞於口唇，入牙齒中。當身體內有熱氣（火氣），或胃熱熾盛時，其熱氣會隨著經脈上行到上下牙齒，就容易發生睡夢中磨牙的現象；此類型的人胃口好，但都伴有口臭、口乾、心煩易怒等表現，**可用玉女煎或清胃散等改善**。

### 3.消化不良

可能因為食物的來源不乾淨，或吃了不好消化、容易脹氣的食物，或狼吞虎嚥而致消化酶不足，或因本身脾胃虛弱，運轉功能不佳，導致食物在胃中停留的時間過久，沒消化完全而腹部脹滿，大便不調等也會磨牙；可以用中藥的保和丸、平胃散、香砂六君子湯、芍藥甘草湯等，助消化、理氣、消脹。

## 4.高熱或熱盛動風

感冒而致發高燒、大煩渴、大汗出、脈象洪大，出現所謂：「陽明四大症」者；或長時間大便秘結不通，都會出現磨牙的現象。有的高燒不退而致「熱盛動風」，輕者咬牙、頭暈目眩、心緒不寧；重者會出現抽搐、磨牙、口眼歪斜、角弓反張等症狀。前者用白虎湯以清熱生津；後者需嚴加審病辨症，方能對症。

若要改善上述各種類型的磨牙，可直接找專業中醫師診療，很快就能去除磨牙症狀，讓您天天安穩地睡個好覺！

## ■磨牙會讓牙齒磨損、變短嗎？

一般人很擔心「頻繁的夜間磨牙，是否會造成牙齒磨損、變短，甚至斷裂」？**嚴重或輕微的磨牙，對牙齒的磨擦耗損並沒有差異；反而是患有胃食道逆流及嗜酸性食物**（如碳酸飲料）**等，對牙齒的腐蝕損害程度比磨牙更加嚴重！**

目前碳酸飲料是腐蝕青少年牙齒的重要原因之一。專家指出，口腔會自動調節內環境酸鹼的平衡以保護牙齒；牙齒表面上有一層琺瑯質，保護牙齒免於受到強酸強鹼的侵蝕。長期進食酸性食物，或是口腔中的細菌將殘留在牙齒上的食物殘渣（一般含有糖類）分解成的酸，使牙齒表面的琺瑯質和象牙質結構變得脆弱。初期牙齒會輕微變黃，繼而對冷、熱或酸性食物敏感、酸疼。

若不改善嗜酸食物的嗜好，最終使牙齒破碎、崩裂。單純磨牙的人，請快找中醫師診療，很快能獲得改善；若合併有其他問題者，應儘快治療主要的病症，才不會引起更大的傷害。

# 第三章 健康少病有妙方

## （對症保健抗老）

人最可貴的是「生命」，最愛的是「自己」，「養生」使生活快樂康寧，「保健」使生命舞動光彩。

健康必須在「知」的當下，就要養成良好的生活規律和態度，調整生活、飲食、起居，是安全有效、簡單易行的，更是投資最少，收益最大，穩賺不賠地來掌握全家健康幸福的金鑰匙！

藉由實踐中醫獨特的養生哲學，守護我們的健康，走出藍色憂谷、失智，拒絕糖尿病、禿頭，令人一夜好眠、顧好老骨頭、健胃保腸，在我們生命的花園裡鬆土、播種、澆水、施肥，打造青春不老的好體質，重啟抗病、延壽的好身體，在有生之年，活得健康快樂、舞動光彩！

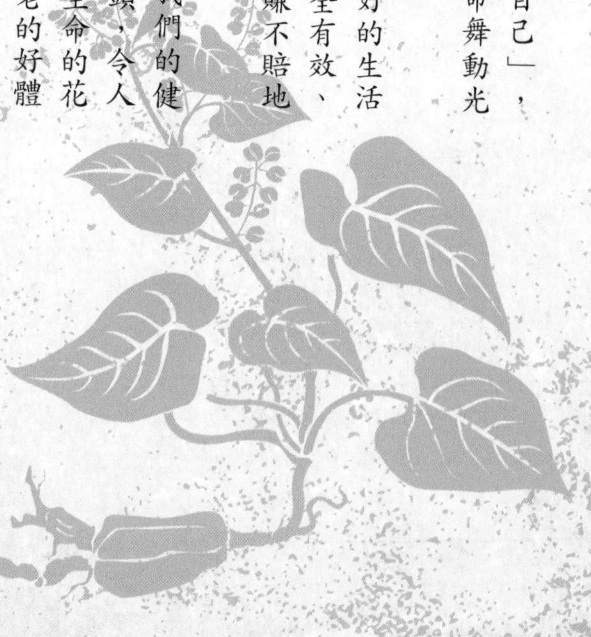

# 桑榆霞輝——話「養生」

■黃昏雖近，夕陽無限

有一天孔子在郊外，看見一位老人，身上披著鹿皮，腰間綁著一條帶子，一邊彈琴，一邊唱歌。

孔子好奇的上前詢問：「老先生，什麼事讓您這麼開心啊？」

老人家回答孔子說：「我開心的事可多著呢！天生萬物，人是萬物中最為可貴的，而我生為人，一樂也；男女有別，男尊女卑，我生為男人，二樂也；有人在娘胎或在襁褓中就死了，而我活到九十多歲了，三樂也，當然開心啊！至於死亡嘛，那是自然現象，沒什麼可怕的，有生就有死，為什麼要煩惱憂愁呢？」

孔子說：「善哉！善哉！真了不起啊，是個豁達開朗的有道之士！」

這則故事傳遞了什麼訊息呢？

1. 何以孔夫子特地下車和這位身披鹿皮，看來不起眼的老人閒談？

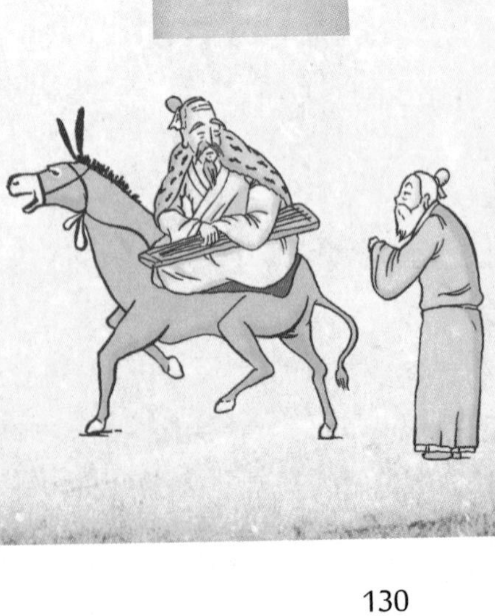

2. 這一位老人的身份是隱士呢？還是高人呢？
3. 領悟到生命是無比可貴，「活著」就是一種幸福！
4. 故事中的老人是位知足的長者，所以能豁達開朗、自得其樂、健康愉快。
5. 清心寡慾，遵循自然法則，自然身體健康，無需擔憂害怕。

## ■人發育的頂點＝衰老的起點

天地間萬事萬物的變化是趨於漸進的，變化在不知不覺當中，我們更是渾渾噩噩無法察覺，好比地球的自轉，春、夏、秋、冬的變化。

人從出生到老，這個歷程經過數十年，看上去好像沒有什麼大變化，事實上，其間的身高、容貌、毛髮、指甲、氣色、儀態、思想、觀念、智慧，無時無刻不在變化中，只是變得很微細緩慢，讓我們沒有察覺到而已，等到我們突然覺察到時，它的變化已經很明顯了！

根據醫學研究報告指出：**人發育的頂點，就是衰老的起點！**

**從生理學的角度來看，女子二十一歲，男子二十四歲，已發育成熟到了極點，不會再長了，衰老也由此開始，即所謂的「盛極而衰」。**

衰老在二十～三十歲即已開始，徐緩、漫長地進行著，往往到了五十～六十歲時，我們才會驚覺容顏老去，歲月刻畫的容貌令許多人難以面對，所以才有醫學美容行業應運而生，以滿足人類愛美的天性，雖然歲月的痕跡可以用科技修飾，但是五臟六腑機體功能的衰敗，是否也能藉由醫學新技術而達到不衰老呢？

曾經有人開玩笑地說，上帝對人類非常仁慈，讓我們在不知不覺中慢慢地老去，每天照鏡子仍然覺得自己光鮮亮麗，美豔動人，不曾發現容顏已經逐漸逝去。直到有一天，赫然發現雙鬢冒出白髮、眼角多出了幾條皺紋、眼皮鬆弛，才意識到「風華已逝，老之將近」；在菜市場或搭車時，驚訝有人自動讓座，喊著阿姨、阿伯、阿公、阿嬤…時，才驚覺時不我予，年華老去，容顏不再…！

## ■觀察「衰老」的變化

人由小、少、壯、老、已，這是一切生物個體隨著時間推移必須經過的自然法則，同時也是機體各臟腑、氣血、經脈盛衰的演變歷程。人一旦到了老年階段即會呈現以下的表徵：

**外在表現：**髮蒼蒼、視茫茫、齒牙動搖、身體沉重、動作遲緩、面色少華、耳鳴、重聽、老人斑、皮膚鬆弛、體味重、筋骨不利、骨質疏鬆、小便滴瀝、額頭有了皺紋、背部像弓一樣地慢慢彎曲駝背、坐著的時候像吊袋、站起來的時候像拔樹、說話時聲音顫抖、走路時身體僵如死屍、念力衰微、忘性大、吃喝等不易消化、不能隨心所欲的受用一切。

**內部表現：**健忘、失眠、憂鬱、焦慮、抑鬱寡歡、敏感多疑、性格變得比較中性、木納、逐漸失憶、內分泌失調、心悸、意志消沉、失智、消化不良、便秘、高血壓、糖尿病、高血脂、冠狀動脈硬化、心血管疾病、痛風、關節炎、風濕病等現象。

有人形容，人老了還有五種反常現象：

1 「躺」著的時候睡不著，「坐」著時反而睡著了。

2 「哭」的時候沒有眼淚，「笑」的時候反而流眼淚。

3 「大聲說話」時聽不見，「小聲」罵他時卻聽見了。

4 「年代越久遠」的事，記得越清楚；「今日之事」隨說隨忘（記不住）。

5 「性行為」的能力沒有了，「情愛的慾望」反而高長。

隨著年齡的增長，身體機能便會愈來愈退化，再加上飲食習慣不良及受到生活起居、環境的影響，只會讓老化速度愈來愈快；面對著人生暮年，慢性病和衰老也跟著提早到來，造成身、心的痛苦。這些身、心種種的病痛折磨，大多是由於年老臟腑氣血衰微所致。《類證治裁》說：「人身所寶，惟精、氣、神。」特別強調精先衰，漸至氣虛，衰老則至。歲月的老去是現實而無情的，這就是宇宙生存的自然法則。

人老了，精、氣、神不足、弱了，人就容易昏沉；因此想知道老人是否健康、長壽，可以觀察他們的神智、頭腦是否清楚，記憶力是否良好來判斷！也可以透過人體主要的生理系統來觀察衰老的變化：

⑴ 內分泌系統：身體的細胞，通過荷爾蒙的調節，各種生理功能才能正常準確地運作；

女性在四十九歲前後隨著更年期的到來，荷爾蒙分泌顯著下降，性腺萎縮，乳房下垂、卵巢縮小、停經、性趣淡薄⋯，是內分泌系統中最明顯的衰老變化。男性五十六歲前後，雄激素也逐漸減少，睪丸慢慢萎縮，性功能減退。根據醫學研究統計：男性六十歲時有5％的人出現陽痿，七十歲以後則高達30％的人有此現象。

荷爾蒙一旦減少，內分泌調節失序，衰老便緊接著到來，從而引起各種身心不適，如骨質疏鬆、憂鬱症、血糖、冠狀動脈硬化⋯等現象。

⑵消化系統：食物從口腔進入胃再被送到小腸，這一系列的運作過程中都有各種「酶」參與消化碳水化合物、蛋白質和脂肪。五十歲以後，消化道的各種腺體萎縮，唾液澱粉酶的分泌明顯下降、胃酸減少、胃黏膜變薄、胃平滑肌逐漸萎縮；以致容易出現輕微的上腹不適、胃脹、打嗝、噯氣、消化不良、口淡無味、放屁等症狀，若再加上牙齒脫落，即會直接影響消化功能。

⑶神經系統：人體藉由神經系統來控制肌肉、傳遞訊號，以及協調各個組織和器官的活動，應付環境、肢體的各種變化。年長者的神經傳導系統會隨著年齡的增加而逐漸下降，且腦細胞減少萎縮、腦功能衰退、記憶力下降、反應遲鈍、靈活度變差、活動力降低、平衡紊亂，且對視、聽、觸覺和震動的敏銳度降低，以致於容易摔倒。

此外，年長的人體溫調節變慢，所以容易產生手腳冰冷、抽筋；思緒多，生理睡眠時間縮短；對學習新的事物沒興趣、無心理事，不能做出明確的回應，因此常兩目無神或較呆滯。

(4) 運動系統：隨著年齡的增長和腎氣虛衰，肌肉逐漸萎縮而鬆弛，雙腳無力，喜坐而不喜動，因為隨意肌反射功能減弱，行動變得不利索；也因肌腱韌帶萎縮，彈性減低而變得僵硬無力；骨頭變脆、骨質疏鬆、椎間盤變薄、脊柱彎曲、駝背。

(5) 呼吸系統：老年人的鼻黏膜、咽喉、淋巴組織及肌纖維萎縮，肺功能明顯下降，且禦寒能力差，因此容易受寒、咳嗽，吃飯時也容易嗆到，此外，嗅覺會變得不靈敏，語言反應也變得遲緩。

(6) 心血管系統：因為激素分泌減少的關係，調節逐漸失衡，血管彈力減弱、脆性增加，血管內膜容易發生鈣化和斑塊，以致出現冠狀動脈硬化、腦動脈硬化，罹患心腦血管疾病的機會高於年輕人。

(7) 泌尿系統：年長者因腎氣虛、膀胱韌帶鬆弛，所以會有不同程度的頻尿，夜尿次數增多，甚至出現尿失禁等問題，而男性有攝護腺增生、肥大，以致排尿困難、夜尿、尿不乾淨、殘尿感等問題，嚴重者會出現尿流變細，甚至排不出尿來的現象；同時還伴有腰酸、腰痛、四肢無力等症狀。

(8) 代謝系統：現代人有得吃、愛吃、又吃得好，吃出肥胖、高血壓、高血脂、心臟病、糖尿病、痛風等一系列慢性病，富貴病的人比比皆是，幾乎都與吃脫不了關係。由於經常攝取高油脂飲食，又普遍缺乏運動、抽菸、壓力、肥胖而衍生出種種疾病，引起身體不適，造成身、心皆痛苦。

## ■善養—「精、氣、神」

人們常問我，如何養生？我常不假思索地回答：

1. 飲食有節，可以養「氣」。
2. 起居有常，可以養「神」。
3. 不妄作勞，可以養「精」。

中醫認為精、氣、神是人體生命活動的根本。**「精」是生命的起源，而維持生命動力的是「氣」，體現生命活動的是「神」**。所以說：「精滿氣就足，氣足神就旺；精虧氣就虛，氣虛神就衰。」反過來說，神旺則表示氣足，氣足說明精力充沛。中醫評斷一個人的健康，或是疾病的順逆，都是從這三個方面來分析的。

其實我們每天都在病中，一般的醫生只能醫治身體的病，而不能治療心病；真正能治心病的是佛家、道家、老莊等，他們都有治心病的方法和藥物。道家的思想認為，真正能救這個有形生命的只有「上藥三品，神與氣精」，這是內丹，不是普通的草藥。最難治的是「心」——思想、觀念、貪、瞋、癡！

因此，古人稱「精、氣、神」為人身的「三寶」是有它的道理的。因此，人活著，縱使生病了，也不是靠醫藥而是靠自己；尤其是到了中年以後，真正的補藥是靠自己的本能，也就是「上藥三品，神與氣精」。**精、氣、神怎麼培養呢？就是要保任自己生命本有的能量不**

**隨意放射出去。如何保任呢？靜心、少妄想、少欲念（廣義的欲），心寧靜到了極點時，「太陰真水」（腎水）**自然會源源不絕地孕育出來。生命的本能活化了，精、氣、神層層昇華調和，身心氣質自然轉化，關鍵在「專精」，表現為精滿、氣足、神旺。

好比有些快死的人是否可以讓他再活過來？或許是有可能的！但決不是靠草藥或礦物等丹藥，而是再次發起自己生命本有的能量「精、氣、神」，但要做到真的很不容易。

若能做到這三點，加上勞逸結合「**靜以養心，動以養身**」，基本上是不容易生病的；除非偶而不小心「感冒」，或吃了不潔淨的食物而「腹瀉」。

養生真的沒有那麼困難和太多禁忌，首先，當我們接受或聽到一個訊息時，請先「思擇」一下，想一想，覺得有道理了，再親自「實驗」；經過證實這個方法對身體有幫助，對心靈有提升，請努力「實踐」它，縱然在短時間內不容易改變，也要說服自己盡量去做到，知道了就要「行」，養生在當下，其「知」才有意義；然後薪火相傳！

因為，欲兼善天下，必先獨善其「身」，健康的身體是人生奮鬥的資本。俗語說：「花無百日紅，人無千日好」，不要等到身體微恙了再改變，雖「見兔而顧犬，未為晚也」，但總沒有**「養生」使生活快樂康寧**，**「保健」使生命舞動光彩**，來得自在愜意吧？改變飲食、生活、起居來掌握全家健康幸福之鑰，是當務之急喔！

## ■超越時空的救命醫術

**「中醫」是一門教人生活，不讓人生病的醫學。**「醫生」是來治病救人、培福增慧的。**醫生用食物、藥物等各種方法，來調和患者身體陰陽氣血的偏勝，讓人少生病。**《黃帝內經》是一本「生活指南」，是先人們智慧和學理的精華，經得起千錘百鍊，超越時代，超越時空，並適用於千百年後的今天。

**「中醫藥」**是中華文化特有且偉大的寶藏，是幾千年來人們和疾病對抗過程中，以**「人」為整體，並與大自然相結合，體悟實踐積累了豐富且獨特的寶貴經驗，而演化出來的醫學哲學；是安全、有效、價廉、方便、簡單易行的。**

中醫的偉大，常在於疾病萌芽時，就將之化於無形，不讓它發生；可謂是大自然賜給人類的牟尼寶珠！無時無刻，守護著我們的健康，為中華民族的繁衍昌盛和身心健康作出巨大的貢獻。

**中醫的精髓在於順應大自然的律動，強調「無病先防，有病早治」的預防醫學。**注重生活的規律和次序，注重環境、飲食、心靈、情緒對健康的潛在影響，注重預防，注重食療，以食物的寒、涼、溫、熱等屬性來調和臟腑的盛衰，補偏救弊。

並運用「辨證論治」的理論和方法，以辨別病證，推斷病情；透過「望、聞、問、切」四診合參，以診斷五臟六腑各經脈臟腑之間複雜多變的病情，**綜合分析疾病的「屬性」、病勢的「深淺」、正氣的「盛衰」、疾病的「類別」**，以對證下藥。是以「養生保健為先，治病為後」的生活規律和思考邏輯，形成一套完整的中醫體系。

希望藉由中醫藥獨特的養生哲學，和天人合一的精神，在我們生命的花園裡鬆土、播種、澆水、施肥，讓生命的花朵在四季裡開得更嬌美、燦爛、舞動光彩！

## ■樂活養生、頤養天年

中國人千百年來，一直在探索健康長壽的奧秘，對青春永駐、延年益壽充滿著嚮往的情懷，追求健康必須從小養成良好的生活規律和態度，注意飲食、生活起居，不要破壞這些自然法則，否則它日得了大病、重病再來醫治，有時真的來不及了；就好像人類為了發展經濟而破壞了環境生態，要付出的代價是很可怕的！

醫思方帖

### 中醫學診療十大特色

1. 辨「證」論「治」。
2. 視人體為一個有機的整體（天人合一；宇宙是一個大周天，人是一個小周天）。
3. 身心一體，互為影響；「心」不淨，「身」就多病。
4. 全科醫師。
5. 治病求本，注重並治療潛在的病因。
6. 注重飲食、生活、起居的節度，以預病防疾。
7. 採取「望、聞、問、切」以全面觀察病因。
8. 注重病人的陳述和感覺，「身體」是世界上最精密的「儀器」。
9. 藥物天然。
10. 治癒疾病，而非控制病症。

「老」並不是由年齡決定，而是由臟腑功能是否強健、情緒是否穩定、心理是否陽光、為人處事是否樂觀進取、人際關係是否和諧，有無同理心、責任感、熱心、愛心…等因素綜合判定。

人一旦上了年紀，身體總會有點力不從心，加上血氣衰微，隨著年齡的增加而越來越明顯，但也因個人先天條件和後天的保養會有極大的差異，因此應該在有生之年，採取良好的生活習慣和保健措施，才能擁有健康的身心機能，享受健康的生活品質與生命尊嚴！

我們生而為人，具有圓滿閒暇的人身，有思想、有作為，更應該感恩，讓生命活得更有意義，透過「樂活養生」，可以使我們四大調和，延緩衰老，提高生活質量，健康、快樂、長壽，少病痛、少煩惱；並以開擴的胸襟，豪爽的性格，積極進取的態度迎接人生的暮年，讓桑榆晚景，霞飛滿天，光彩照人；甚而可以達到「與天地同休，與日月同壽」的五福全人境界，才有頤養天年之福，得永年之功！

# 千嬌百媚——話「凍齡」

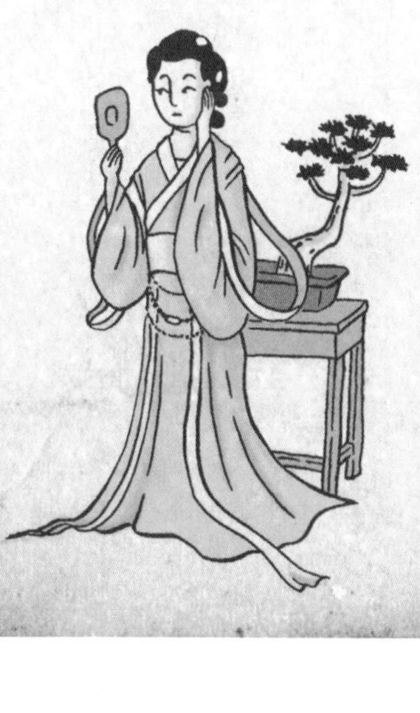

## ■女人怕遲暮

男生說：「我懂事後怕老爸，上學後怕老師，工作後怕老闆，結婚後怕老婆……」，那您呢？

女生答：「出生後，我就怕『老』……！」

在歲月的洗禮下，除了皺紋增多、皮膚鬆弛外，身體上也因雌激素的分泌不足，而衍生出諸多器質性病變，使身心不得安寧……，如身材變形、身高變矮、體重減輕或加重、健忘、失眠、脫髮、動作緩慢、體力不足、性格多變、善慮多疑、憂鬱，表情淡漠、木納，甚至於癡呆……。

我能坦然接受妙色容顏轉變為衰老，但真正難以忍受的是身體各項機能無聲無息的衰弱耗竭，坐立維艱，步履蹣跚，諸根敗壞，耳目不聰，念力不清……，有如下弦月，漸漸暗淡的苦……！

## ■女人四十一枝花

很多女性到了更年期前後，常抱怨月經不順、盜汗、潮熱、失眠、煩躁、心悸、疲勞、胸悶、情緒不佳、骨質疏鬆、頭痛、眩暈、陰道乾澀、性慾減退…，西醫們大都給予合成的女性荷爾蒙（雌激素），以補充日愈減少的雌激素，並治療骨質疏鬆症。醫學界已證實，服用合成的雌激素容易罹患乳癌，而且容易使腫瘤惡化；所以患有乳癌、糖尿病、肥胖的人，都不建議使用它來調理更年期綜合症和治療骨質疏鬆症。

我常建議有此困擾的朋友們，從天然食材中攝取補充，安全且無副作用。如哈士蟆（雪蛤膏）、黑芝麻粉、海珊瑚、山藥、黃豆、黑豆、榴槤…等，以增加日益減少的荷爾蒙，達到養顏、補血、補鈣，增加骨質密度的效益。而擔心骨質疏鬆者，可再詳閱本書第205頁「軟硬兼固」的文章。

## ■天然雌激素──哈士蟆

在「新醫藥周刊」曾發表一篇報導：中國醫藥大學花了五年的時間，**證實「哈士蟆」中所含的雌激素和人體的雌激素吻合度是98.8%**！再次肯定遵循老祖宗的教導是正確無誤的。哈士蟆是最天然，最吻合人體的雌激素，無任何禁忌和副作用，能雙向調節內分泌，是女性朋友們最鍾愛、最天然的養顏美容滋補聖品！

女性在四十九歲前後的一些生理變化，我們稱之為「更年期」，這個階段因卵巢荷爾蒙

醫方 思帖

## 哈士蟆保健食療方

- **食材**：乾燥的「哈士蟆」（外表呈半透明的黃白色或淡黃棕色）、紅棗、枸杞、老薑片。
- **選購重點**：以大塊整齊、油潤光澤、無筋膜、無黑塊卵子者為佳。
- **前處理**：以常溫的水浸泡後可膨漲五十到一百倍。

**食療作法：**

1. 取約十元銅板大小的乾燥「哈士蟆」，先去除「哈士蟆」上的黑子，纖薄的白色韌皮及雜質、洗淨，
2. 用600CC的清水浸泡三個小時，待脹發到完全透明柔軟時，濾掉水分，備用。
3. 準備一個湯鍋，放入淨水300CC、紅棗、枸杞、老薑片，先以小火煮開後，放入發好的哈士蟆煮約十分鐘，再加入適量的黑糖（或二砂糖）調味，即可食用（以熱飲為佳）。

- 味道：其口感爽滑，略有腥味。
- 食用方式：可每日喝一小碗，或每周連續喝幾天，能增加女性荷爾蒙，培養情趣。
- 變化料理：亦可加入椰漿，或煮成鹹的羹湯皆可，是用來招待貴賓的上品佳餚！
- 適用對象：更年期婦女、及有雌激素不足者。

分泌減少，不夠（足）供給內分泌和神經系統，所以容易導致自律神經失調，而產生心悸、多夢、失眠、焦慮、頭痛、潮熱、情緒不穩定、嘮叨、骨質流失、貧血、心血管疾病等症狀。

常建議女性朋友們，當荷爾蒙不足或有更年期症狀出現時，**食用天然荷爾蒙「哈士蟆」，以補充日愈減少的荷爾蒙，它不只能消除更年期的不適**，還可使皮膚光滑細緻，永保青春美麗！另外也可多吃五穀雜糧、山藥、大豆製品、榴槤、葡萄乾、紅毛苔、紫菜、黑芝麻、核桃…等，並做適當的運動，勞逸結合，安排自己的生活和作習，保持愉快的心情，必能降低更年期身心方面不適症發生！

## ■頂極「凍齡」聖品

全世界多達五千多種的蛙類，先人們沒有儀器，不經化驗，更不可能走遍天下；卻獨具慧眼，特別挑選東北珍貴的兩棲類動物「林蛙」雌性輸卵管脂肪的乾燥品，用來防治女性因荷爾蒙不足，更年期所衍生的生理不適或疾患，一定有其特異殊勝之處，他們的經驗和智慧是超越現代科學的！

「哈士蟆」又名「雪蛤」，最先記載於《中藥誌》，生長在長白山的森林裡，是「長白山八大山珍」之一，是中國國家二級保護的中藥材，現代醫學稱它為「綠色軟黃金」，也是高貴的藥食兩用食材，更是近代非常暢銷的頂極滋補品。「林蛙」因冬眠之故，體內富含48%的蛋白質、微量元素、18種氨基酸，及多種維生素（A、B、C、D、E）、礦物質、優質脂肪酸，和多種磷脂及酮體類天然激素。

對女性而言，「哈士蟆」含有極豐富的膠原蛋白，與人體的皮膚有較好的親和力，容易被皮膚吸收，且能促進皮膚組織的新陳代謝、啟動細胞修復，可保持肌膚光滑、潤澤、有彈性，又能保濕、除皺、淡化色斑，是最天然的滋潤肌膚、養顏美容的聖品。

「哈士蟆」對肌體生長發育、延緩衰老和身體強壯等方面有很重要的保健作用，同時更是產後、病後最佳的保健食品，具有明顯的調節內分泌、促進性腺及生長發育、提高免疫力、抗疲勞、延緩衰老、強壯體魄等功能，還具有治療心悸、失眠、盜汗、咳嗽、咳血等效用，平日也可當成滋補藥膳，而長期食用，能補腎、益精、滋陰潤肺。

## ■花無百日紅

皮膚生長因子會隨著年齡增長而不斷的下降，是導致皺紋出現和皮膚鬆弛的原因。男人過了五十歲，女人過了四十五歲，皮膚的「膠原蛋白」開始流失；最大差別處是女人流失了4/5，男人只流失1/5而已！，上帝實在太不公平了！女人天生愛美，卻比男人早衰，難怪會有「女人怕遲暮」的說法！

## ■想「凍齡」吃豬皮

古人向來有：「以形補形」的食養文化。在此介紹一個好吃便宜又非常有效補充膠原蛋白的「猪皮」。用豬皮熬製而成的「豬膚湯」，最早出現在傷寒論中，能「和血脈，潤肌膚」。

豬皮，味甘、性涼，具有滋陰補虛、清熱利咽的功效；能活血止血、補益精血、滋潤肌膚、減少皺紋、延緩衰老、潤澤頭髮的作用。

猪皮幾乎是不用花錢就能得到的，賣猪肉的商人很會招攬生意，只要買猪肉就送猪皮，買賣雙方皆大歡喜。豬皮的色、香、味、口感、Q性俱佳，其中含有46％水分，26.4％蛋白質，22.7％脂肪，0.6％灰分，可媲美「熊掌」。豬皮中蛋白質的含量是豬肉的2.5倍，碳水化合物是豬肉的4倍，而脂肪含量卻只有豬肉的1/2，所以不用擔心吃猪皮會增肥！

豬皮的蛋白質對人體的骨骼、筋腱、皮膚、毛髮都有很重要的生理保健作用。其中「膠原蛋白」是構成人體筋、骨不可缺少的營養素，還能促進毛髮、指甲的生長，要想讓秀髮烏黑亮麗飄逸的美妹們，可別輕易丟棄猪皮喔！

## ■美白除皺的救星

另外，介紹幾種「藥食同源」，又有美白、去斑、除皺、滋潤皮膚的食物：

### 1.膠原蛋白

科學家們最近發現，經常食用豬皮或豬蹄，有延緩衰老和抗癌的作用，因為豬皮中含有大量的膠原蛋白，能減緩機體細胞的老化。

猪皮中含有85％的膠原蛋白，其次是彈性蛋白。在烹調過程中膠原蛋白會轉化成明膠，明膠能增強細胞的生理代謝功能，和皮膚組織細胞的儲水活性，使細胞得到滋潤，保持濕潤，防止皮膚皺褶，失去彈性，延緩皮膚衰老，尤其在天氣乾燥的秋冬季節，豬皮可以有效幫助肌膚補充水分、除皺！嚴冬，皮膚細胞貯水功能和結合水的能力下降，皮膚彈性減弱，黏膜乾燥，「皺紋」就會在不知不覺中悄悄地爬上眼角；此時適當地攝取富含「膠原蛋白」和「彈性蛋白」的豬皮，是最簡易有效的營養皮膚、減皺、美容的好方法，能使肌膚飽滿、平整、光滑、有彈性！

以前常見家人滷猪皮，原來它具有美容養顏效益，難怪她們不用擦保養品，即能皮膚光澤、飽滿、無皺紋！現在經過觀察，果然發現喜歡吃猪皮的人，有「凍齡」作用，到了一定年齡，皮膚仍然光鮮亮麗。

## 2. 萎蕤

「萎蕤」又名「玉竹」，屬滋陰潤燥、養氣補血之品，補而不膩，不寒不燥，可以治療一切不足之症，用它來代替人參、黃耆，有非常特殊的功效；故有「補益五臟、滋養氣血、平補而潤、除風熱」之功。

思帖醫方

### 膠原蛋白＆彈性蛋白的差異

1. 膠原蛋白：對皮膚有特殊的營養作用，能增強皮膚細胞的貯水功能，防止皮膚乾癟起皺，使其豐富飽滿，平整光滑。
2. 彈性蛋白：能增加皮膚的彈性、韌性，使營養供應充足，血液循環旺盛，皺紋舒展變淺或消失，皮膚自然嬌嫩、細膩、光滑。

玉竹，味甘，多脂、性純、質柔而潤，常服有駐顏潤膚、生津止渴、保健抗衰老、延年益壽的作用。因其功效比較緩和，所以不能救一時之急，必須要經常服用，才能見到效果。主要用於脾胃虛，男子小便頻數、失精及一切虛損。

現代醫學研究證實，玉竹含有多醣、維生素A與菸酸，能增強人體的抗病能力、潤澤皮膚、推遲衰老，改善皮膚粗糙、乾裂，使之柔軟潤滑，從而起到美容護膚的作用。

### 3.杏仁

「杏仁」富含維生素E，可抑制皮膚黑色素的產生，具有褪斑、美白肌膚的神奇功效。

### 4.薏苡仁

「薏苡仁」味甘、淡，涼；歸脾、肺、腎、胃四經，有健脾、補肺、清熱、利濕的作用。《神農本草經》將其列為上品藥，其營養價值很高，被譽為「世界禾本科植物之王」；可以治風濕關節痹痛，利腸胃、消水腫、健脾益胃，是治療大腸腫瘤的要藥，久服輕身益氣。

薏苡仁更是一味極佳的美容食材，經常食用，可使皮膚角質軟化，消除粉刺、雀斑、老人斑、蝴蝶斑，還可以治療扁平疣；使皮膚光澤、細膩、美白，達到潤膚除皺的效果，難怪

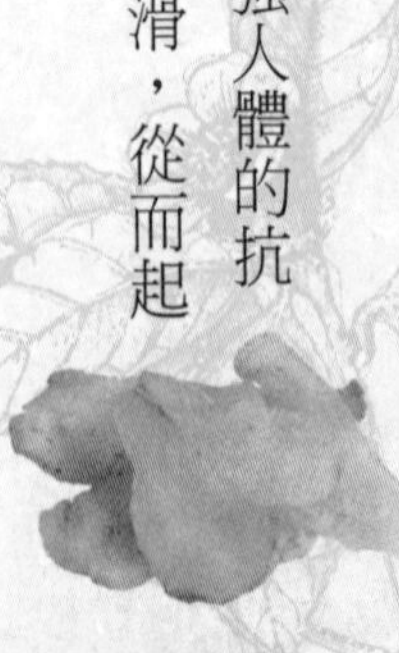
玉竹

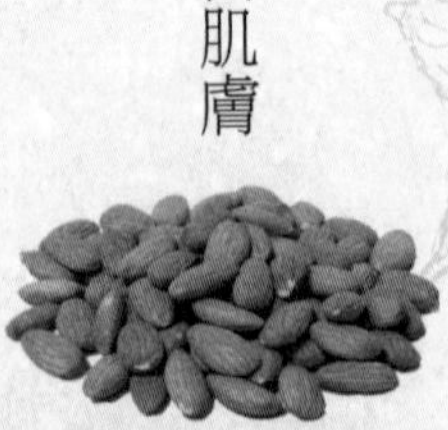
杏仁

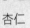

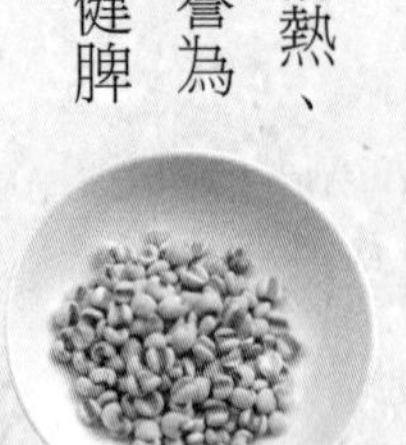
薏苡仁

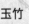

民謠中有：「薏米勝過靈芝草，藥用營養價值高，常吃可以延年壽，返老還童立功勞。」

## ■腸胃淨，保青春

最新研究發現，想要解決慢性病，如高血糖、高血脂、高膽固醇、高尿酸、高血壓等，或是想要減緩老化，延長壽命的方法是——減少能量的消耗，限制熱量的供應，以減緩新陳代謝的速度，這個方法是「**減食，淨腸胃**」，還可以長保年輕健康。

在德國研究健康學的彼特．亞克思教授，曾經有位外貌看似六十五歲的女士向他諮詢出國旅行健康事宜時，赫然發現在她的病歷卡上，登記年齡竟然的是八十四歲！

彼特．亞克思教授驚訝不已地，連忙向這位女士請教：「長保青春的秘訣？」

女士回答：「我不常運動，比較特別的是，我從三十一歲結婚至今，先生和我每週固定禁食一天；並且，不管生活中發生任何狀況，我都儘量保持鎮定，並且處之泰然。」

古今中外，無論是先人的智慧，還是現代的科學實踐，共通點是——「少食帶來健康、青春、長壽！」

# 胃腸好，人不老

當我們的身體四大不調時，容易出現胃口不佳、脹氣、便秘、疲倦、乏力、失眠、煩躁、頭暈目眩…等症狀；可是到了醫院檢查時，醫師卻恭喜您說：「很好啊，沒病，您的所有生化檢驗指數都正常！」

沒病？但我不舒服啊？

醫生：「您的那些症狀，回去多休息就好了…。」

當身體傳來警訊時，表示我們的臟腑功能已經失調了，此時未必儀器能檢查出個所以然來；但如果不理它，不找出原因並加以改善，任由它繼續發展，可能就會出現器質性病變。

此時不妨找中醫，也許可由望、聞、問、切中找出胃部不適、脹氣、失眠等的蛛絲馬跡，對症下藥，並注意日常生活飲食作息，比方說，一天十二個時辰，每個時辰各由十二條不同的經脈臟腑司令運行，如辰時（上午7～9點）是胃經循行的時間，早餐應該在此時間內進食完畢，然後才進行各項工作活動。

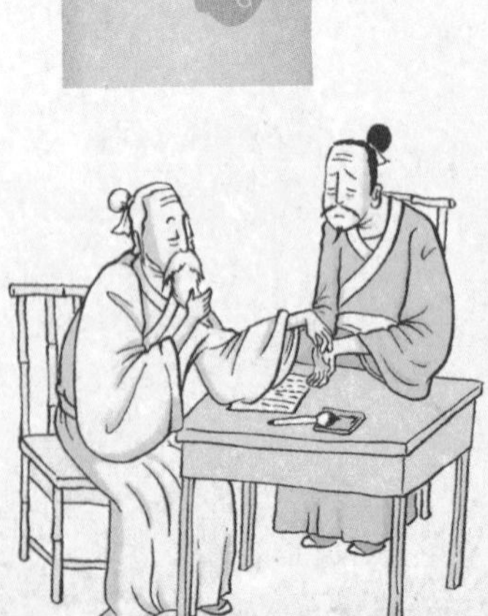

早上太陽醒來的時候，切勿庸懶，賴床睡覺；該休息的時間，就不要熬夜，透支體力、腦力、眼力……；該穿衣保暖時，切勿只為了表現曲線美或時尚潮流，要時髦而不要溫暖，因為健康的人最俊俏美麗！《黃帝內經》就是一本「生活指南」，告訴我們如何過符合宇宙陰陽運行的自然法則生活，身體就能達到「陰平陽秘，精神乃治」，陰陽氣血平衡和諧的健康狀態。

## ■長壽的秘密

機器運轉需要油、電力、能源；人為了生存，維繫生命，保有體能，也要靠飲食資生。民以食為天，「吃」是用來療治我們身體「飢」、「渴」的大病，和對抗因地、水、火、風四大不調所引起的種

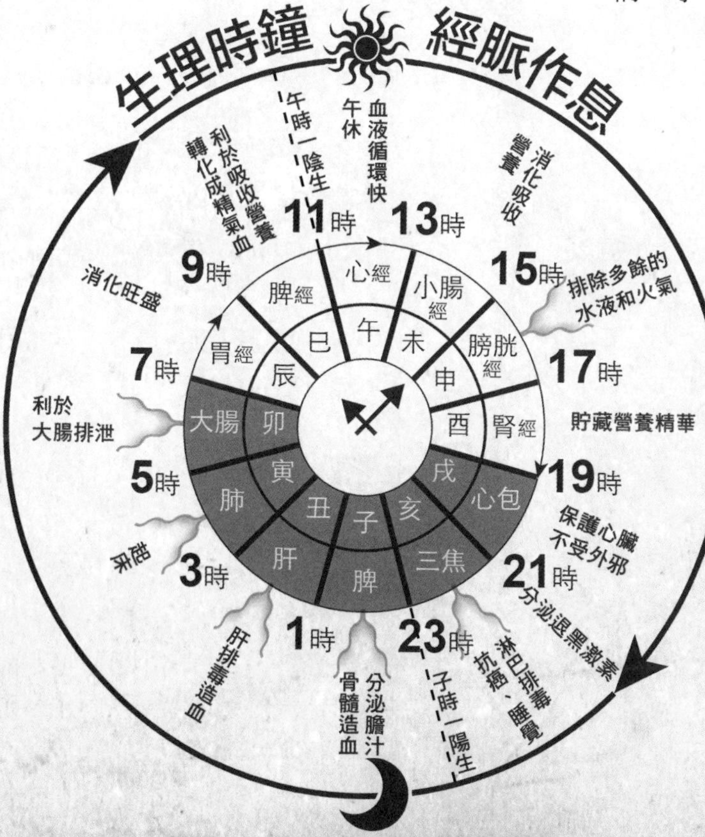

種不適。滋養並維持這個肉體繼續存活下去，讓他健康一點，因為我們還住在這個軀殼裡面，所以要滋養他、照顧他、保護他，使他少生病、少煩惱，慢一點衰老，多做些對人類社會有貢獻的事，用我們的智慧、優點、經驗、長處來幫助別人，使生命更有意義。我們把這個肉體照顧好是很重要的，因為他是表達生命存在的一個重要工具，沒有這個工具，生命的光彩將無法表現出來！

中國廣西．巴馬是個窮鄉僻壤的地方，但卻是享譽中外的「長壽村」，居住在那裡的人身體都很健康長壽，他們臉上雖已有了歲月的痕跡，但卻無憂無慮、笑容可掬，身手矯健、步履輕盈，能照料自己的生活、作飯、縫衣、織布等日常家務外，還能幫忙照顧孫子、曾孫子。他們生活簡單，吃的是山蔬野菜、辣椒，桌上難得有豆腐，連豆腐都難得吃到，更何況吃肉……，那有什麼其他東西好吃的，但個個身體都很健康；在西藏、西康一帶的人們也都是吃糌粑、苦蕎麥、青稞等天然的健康食物，個個看起來也都是硬朗壯實的。

還有，身兼禪宗五宗法脈，整頓佛教叢林，修建祖師名剎的高僧「虛雲老和尚」，生活簡樸清苦，即使掉在地上的幾粒米飯，和苦澀的紅薯皮也都不會扔掉；從出家就一直「持午」（持守過了中午就不吃東西的戒律），每日只吃早、中二餐。修建雲居山祖庭的時候，早上兩碗粥和一點馬鈴薯，中午兩碗飯，菜只有白菜、茄子、豆腐。直到圓寂前，老和尚精神都很健朗，雙目炯炯有神，聲音洪亮，晚上不用戴眼鏡也能在煤油燈下看報紙。九十歲了還長牙齒，三十六顆牙齒，整整齊齊，沒有缺損，活到一百二十歲。老和尚能兩手提兩大捆木柴，即使是冬天，也只是在夏天的單褂子上外加一件棉衣而已！

由以上的案例證實，這些健康長壽的人，都不是因為吃營養品或補品來的；而是生活起居飲食正常，定時、定量，生理、心理、環境、空氣、水和健康清淨的腸胃。千萬不要因為科技的發達，而自以為是，認為老祖宗的老掉牙理論不足以採信，結果糟蹋了父母親給我們比如意寶還要珍貴的身體，最終受苦的還是自己啊，能不慎乎？

生活中，我們也發現一個奇怪的現象，很多窮人家的媽媽在懷寶寶時，經常要耕田種菜幹粗活，三餐能吃飽就很幸福了，沒有補品、營養品；小孩生下來，身體特別好，特別強壯，活潑可愛。而富有人家的千金小姐，平常嬌生慣養，吃好穿好，生活安逸，卻體質虛弱；懷孕時，又經常燉煮藥膳補身，維他命營養品更是少不了，應有盡有；補藥吃過頭了，又不活動，造成胎氣不足，生下來的孩子反而虛弱。

這不是適得其反，愛之適足以害之嗎？應了古人所說的：「有人於此，貴生愛身……，理無久生，生非貴之所能存，身非愛之所能厚……」的道理嗎？就像有的人一輩子可憐兮兮的都在病痛中，反而活得很長，這叫「帶疾延年」；有的人身體強壯結實，一生少病，突然一個不經意的小病就走了，所以不必對身體太過嬌縱呵護，應給予適度的鍛鍊，才是健康長壽之道。

## ■脾胃健，不生病

「脾」為後天之本，氣血生化之源。人出生以後，有賴於後天脾胃攝入的營養物質提供能量，是生命活動的根本來源。先天不足，可以通過後天調養補足；先天良好，如果忽視後天脾胃的調理，久而久之，也會多病減壽。《脾胃論》中指出：「內傷脾胃，百病由生」。

**脾胃居於中焦，能生化萬物，是氣機升降的樞紐**。五臟皆稟氣於「胃」，胃是五臟之本，脾胃健運，則五臟六腑和諧，元氣充沛；胃與其他四個臟腑之間有著密切的關係，所以《慎齋遺書》說：「脾胃一傷，四臟皆無生氣。」

人體的胃部功能像果汁機、攪拌機一樣，在胃液強酸的作用下將食物粉碎，而食物粉碎了之後，粗糙的被帶到大腸，刺激大腸蠕動，然後變成糞便排出體外；精微的物質，就交給小腸，還要靠十二指腸液和胰臟分泌的胰液，來幫助小腸吸收，小腸吸收好了以後，脾臟就負責運輸分配。

脾胃的功能健全，機體消化吸收的功能才會正常，才能提供足夠的原料化生精、氣、血、津液，以滋養臟腑、經絡、四肢百骸，及筋、肉、皮、毛、骨等組織，而進行正常的生理活動。反之，胃的消化功能遲緩，脾的運輸升清功能減退，則機體的運作消化吸收將會失常，而出現不思飲食、精神倦怠、消瘦、腹脹、水腫、痰飲、四肢酸軟、沉重、便溏，和氣血生化不足等現象。

臨床上診治疾病首先要觀察中焦脾胃，腸胃健康其他的病就好辦了，因為中宮脾胃的氣通了，其他臟腑的氣也就自然能通，各司己職，和諧無間。所謂：「**四象五形皆藉『土』**，**九宮八卦不離『壬』**。」土就是脾胃，萬物都靠這個土而承載、生長，所以稱為後天之本；想要返老還童健康延壽的方法，重點在如何益脾健胃。

脾胃健，則心腎二氣必定相交通，全身機能活絡，有如全國交通網絡四通八達，暢行無阻。壬就是腎，腎的精氣與生長、發育、衰老有著密切的關係，主宰著人的生、長、壽、夭；隨著年齡的增長，腎氣逐漸虛衰，所以要煉精，不漏丹，以固腎氣。先天後天都調理健康，那有病可言？

另外，一個思慮多或用腦過度的人，容易上火，脾胃也容易出毛病，所謂：「憂思傷脾」。思想影響了心臟，心屬火，火性「炎上」；思緒盤旋於心，故上火，火以降為貴。脾胃為土，火太多，母旺子虛，後援不繼，消耗了土，所以脾胃虛弱就出毛病了。所以想要健康，脾胃要先養好，脾胃健，氣機活潑潑，氣血生化源源不絕，氣就容易充實，氣息充滿，不管年紀多大，身體都還是輕巧柔軟，腳底心暖和，二六時中口水甘甜的健康長壽之相。

## ■飲食知量

男女結婚組織家庭，是社會的基本結構；陰陽結合，生理、心理都能獲得平衡是健康的根本。單身者更要照顧好自己的生活起居，**飲食有規律，定時、定量、均衡、不偏食、不暴飲暴食、食不語、多咀嚼**；絕不要因為一個人，而忽略了正常的生活起居，否則飢飽無常、不定時、不定量、不均衡，久了容易引起腸胃功能紊亂。加上單身一人，心理存在著孤獨感，時間久了，心情煩悶、愁憂、鬱悶、思緒過多，又將影響脾胃的運化功能，形成惡性循環。

現在的社會，許多人是因為吃太多，吃太好，營養過剩，吃出問題來的；或偏食、營養不均衡而生病的，所謂「病從口入」，這是我們生病的一個重要原因，管不住自己的嘴巴，看到好吃的，就多吃兩口，貪口味，吃多了就昏沉、脹氣、消化不良、腸胃不清，上面打嗝，下面放屁。

中焦腸胃一出問題，勢必影響氣血的生成，氣血不足，則百病叢生；中焦有病，上—心肺、下—肝腎之間的交通必定受阻，心腎不能相交、水火不能相濟，而出現睡眠障礙，所以說：「胃不和，則臥不安」。（請參閱第238頁「先睡心，後睡人，睡覺睡出大美人」一文）

吃得剛剛好或少吃一點，腸胃消化好，腦子清明思辨快；腸胃不清，腦子就不靈光，人的腸胃要完全清理乾淨，身體的氣脈才有可能通暢。所謂：「肚子空空才靈通。」又說：「口中言少，心頭事少，腹裡食少，自然睡少，有此四少，長生可了。」

有些人看到不喜歡吃的，不合口味的，就忍飢挨餓，最後鬧出營養不良、貧血、十二指腸潰瘍、胃出血，餓出病來了，也是「飲食不知量」。有的為了減肥保持好身材，把自己搞成厭食症、紙片人，有的還付出了寶貴的生命，這不是很諷刺嗎？

現代人生活節奏快、壓力大、不定時、不定量的飲食習慣；又有24小時的餐飲店，正餐、點心、宵夜隨心所欲，加上秋冬時節氣候寒冷，味口好，食慾增加，胃腸負擔加重，都是引起腸胃病的原因。腸胃一出現問題，抵抗力就差，便容易感冒；凡是要感冒，腸胃必定先出問題。脾胃健康，即使感冒了，機體本身也會啟動防禦功能把外來的六淫邪氣化掉。

腸胃的毛病，大多由飲食不知節制，饑飽失常；或勞倦過度；或憂思日久，情志抑鬱，損傷脾胃；或先天稟賦不足，脾胃虛弱；或後天失於調養；或年老體衰，或大病、久病之後，元氣未復，失於調養，都可能使脾胃納受和運化的功能失常而致病。

## ■五穀最養人

「五穀」是人類賴以生存的主要糧食，性甘平，不熱不寒，含有非常豐富的蛋白質和維生素B群，吃了有助於身體的成長發育。習慣上，北方人以麵食和黍米為主食，南方人主食則以稻米為主。

對身體健康有益的，莫過於吃全穀類含麩皮的麵粉，或含米糠的糙米等粗糙食物。這類食物具有健脾益胃、扶持正氣的作用，能改善脾胃虛弱人的神疲倦怠、胃口不佳、飲食減少，消化不良、胃脹氣、面色萎黃等現象。

我們的父母及先民們，即使是貧民，每吃一口飯或咀嚼一塊麵包饅頭，都能吃進含有極為豐富的營養素。因為他們不丟棄穀物中的任何一部分，只碾磨去皮，吃全穀類；純天然不加工、無化學肥料、無添加物、無生長素、無除草劑……，其營養豐富，吃了精力充沛、體格壯碩，對健康當然有益。

然而，自從一八六二年機器發明以後，這些穀類經過精細碾米加工，口感變好了，但營養成分也隨之流失。現在我們幾乎天天吃精製加工和轉基因的食品，加工的過程中，也將富含營養的部分丟棄了，殘存下來的2/3，卻是營養極少的糟粕，所以稱人類為顛倒眾生，一點也不為過吧？

穀物精碾後，有益人體的營養物質全部不見了，剩下的是容易令人發胖的澱粉，澱粉越多，煮熟後黏性越高，口感就越好；稻米因為纖維素含量少，澱粉細，顆粒小，因此口感好，大家愛吃，所以吃慣白米的人，不會想吃糙米的原因在此。

糙米的營養價值高，纖維多，且含有豐富的蛋白質、葡萄糖、麥芽糖、維生素$B_1$、$B_2$、鈣、磷、鐵…等，而習慣吃精細白米的人，無法攝取到身體所需的維生素，維生素有助於神經與肌肉的運作，嚴重缺乏維生素時，首當其衝的是心臟，會顯得不正常。因為身體內部各個細胞都需要維生素，缺乏時對身體會造成很大的損傷，如水腫、腳氣病、癩皮病、掉髮、感染、肌肉酸痛、嘔吐、疲倦、皮膚乾燥、心臟有壓迫感…等。

維生素B群主要來源於酵母、小麥胚芽和米糠、穀物、動物的肝臟等，而這些都是我們平時捨棄不吃的，如果缺乏時會造成貧血、生長停頓、或局部神經損害，難怪現在很多人看起來臉色蒼白、暗淡、精神萎靡、沒耐力…。

## ■疾病以「減食」為湯藥

時下醫藥空前的發達，人類的疾病非但沒有減少，反而增多，對許多疾病仍然束手無策！平時就要少吃，尤其是病痛期間更要有所節制。若生病期以為要多吃才有抵抗力，一碗一碗的吃下去，那是增加胃腸的負擔，身體反而容易發脹、發麻、酸痛…，這些不適症是腸胃不清，血液不乾淨的原故造成的。腸胃不乾淨，身體會覺得沉重、不舒服、不輕鬆，頭腦不清爽、昏昏沉沉的，兩眼乾澀，種種毛病都會冒出來。

尤其在夏天季節，這種狀況更加明顯，臺灣的夏天溫度高、濕氣重，這種既濕又熱的天候，常令人汗出如豆，坐立不安、煩躁、不舒坦。此時，讓身體微微發汗，把濕氣帶出去；或打坐靜心發汗，或吃點去濕的草藥，如薏苡仁、茯苓、芡實、茵陳蒿、甘草，將這些無法正常代謝出體外的濕熱邪氣，由小便或流汗排除掉，才不會滋生其他的問題；絕對不要不理它，您不理它，它會來理您，那就有苦受了！

**尤其是感冒或大病、久病、重病後，更要忌口**，不可肆無忌憚地以為病後體虛，必須好好進補，才能恢復體力；此時吃多了，不只對恢復健康沒有幫助，反而加重身體的負擔，甚至使原本快要好的病，反而加重了，這在醫學上叫做「復病」，所謂：「百病皆由飲食來！」

先父有五個兄弟，民國五〇～六〇年代，大伯父被宣判得了肝癌，整個家族都很緊張惶恐，全部投入照顧，經過積極的電療、藥物等治療後，病一天天好轉⋯⋯，但身形很瘦，族人認為要恢復體力，一定要「食補」鱸魚、猪肝、瘦肉⋯⋯等食物，記憶中沒多久，病復發就往生了。

臨床上，常被問到：「醫生，您的藥一吃，孩子感冒就好了，卻瘦了，胃口不好，我擔心營養不夠，煎蛋、燉雞湯，孩子一吃就又不對了⋯⋯！」每一次我都要苦口婆心的特別叮嚀，感冒或大病過後要清淡飲食，等腸胃功能都恢復了，再來調補，否則容易補到邪氣！尤其病後更難，不要輕易去補，請在醫師的指導下進行。

在佛門《百丈叢林清規》中有「疾病以『減食』為湯藥」的戒律。少吃是讓腸胃淨空，腸胃空，人就清靈，病就容易好，容易康復；身體無病，人就安穩快樂，相對的要打坐、念佛、專修，都比較容易進入狀況。包括佛門戒律中的「過午不食」，都是為了避免昏沉，好讓人能專心用功，精進禪修。

## ■過午不食

人的生命靠飲食維持，人不吃不喝七天就會死；吃飯雖然重要，但喝水可比吃飯更加重要，因為人體有70%的水，呼吸、皮膚都在吸收空氣中的水分。

我們的食道、腸胃是進食、消化、吸收食物的地方，也可以說是「藏汙納垢」之處，裡面汙穢不堪，不清理乾淨，身體就容易生病。印度的瑜珈士有用白布清洗食道的習慣，腸胃清乾淨了，腦子就清明；腸胃污濁不乾淨，腦子就會渾渾噩噩。

所以佛家有「過午不食」、「六齋日」、「十齋日」和農曆的一、五、九「三個齋月」，每日只吃二餐；午餐在十二點前進食完畢，之後就不再吃東西，直到隔天清晨日光出來，能見到五個手指時再進食，是符

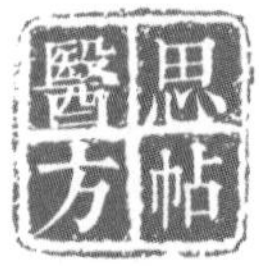


### 過午不食

1. 不易昏沉。
2. 少睡眠。
3. 斷情慾。
4. 身體清明等好處。

建議最好能每周或每個月，安排一餐或一天至數天過午不食或斷食，只喝水，把腸胃清理乾淨，身體自能健康。因四大順暢，氣息就容易充滿，精神就會旺盛，不容易疲累。若四大不調，氣息不順，身體是不容易健康的，同時要吃得營養。

合醫學科學道理的健康法。過了中午以後，若肚子餓，只喝蜂蜜水或甘蔗水這類沒渣滓的流質，不同於道家的辟穀。

佛門的「齋戒日」就是過午不食的「斷食療法」，僧俗二眾可依個人時間方便進行斷食。「斷食」的目的是要把腸胃清除乾淨，腸胃裡面沒有食物囤積和宿便，就不會產生毒素；有了毒素，就會干擾身體，這裡痛、那裡不舒服。

## ■辟穀

辟穀是道家的斷食療法，**「辟」就是避開**，**「穀」就是食物**，辟穀是完全不吃東西，只喝水，補充適當的水分，以維持體力，所以一定要有專家指導。辟穀的目的是為了健康，為了清理腸胃，所謂：「若要不老，腹中不飽；若要不死，腸中無屎」。腸胃空一點，乾淨一點，氣才容易充滿，才有健康可言。

喝水是有講究的，怎麼喝，每天喝多少水，不是隨隨便便的，方法要正確；雖然沒有進食，但要求天天排便，若大不出來，要灌腸以清除宿便，這也是斷食中非常重要的功課。「復食」更重要，復食沒做好，不只前功盡棄，白受忍飢受餓之苦，還弄壞了腸胃，得不償失。

辟穀時每日要喝二千西西~三千西西左右的水，喝水比平日吃飯時還要講究。怎麼說呢？此時喝水如同平時吃飯一樣要咀嚼，每喝一口水要咬21、36、49下，然後慢慢吞下；在咬合的過程中，口中會啟動所有的消化酶，幫助腸胃的消化和吸收。這樣子吃水，肚子會有飽足感，不會感到飢餓；氣才會飽滿，胃腸不會因沒有食物而受胃酸侵蝕磨損。喝水時不能像灌蟋蟀一樣猛喝，這樣無法產生消化酶，喝多了容易脹氣，還傷腸胃，水也很快會被排泄掉，失去喝水以淨化腸胃的功效。

如果是7日的斷食，最辛苦的是在第3、4天，人軟綿綿的，沒有力氣，因為已3～4天沒進食，身體的肝醣也用得差不多了，最後只能「燃燒」脂肪作為體力的來源。過了第3～4天以後，人就會神清氣爽、精神奕奕，看不出也感覺不到您在斷食，是否很奇怪？那是因為這3～4天來，您已經將身體做了個大掃除，身體中的毒素、廢物一一被排泄出，人當然輕鬆自在了！

很多大病、重病，甚至腫瘤、癌症患者，當醫生束手無策時，他們會找尋這種「辟穀斷食療法」，有時也能達到相當的效果。藉由不再進食雜物，使胃得到充分的休養，清除宿便以排清體內的廢物、毒素，這些毒素和廢物就不會再次被吸收回到血液中到處亂竄；毒素、廢物所在及停留之處，容易引發那個部位的病變。有消化系統疾病的人，可以藉此方法來調節改善症狀。但是，有新陳代謝疾病如糖尿病、腎臟病、痛風的人，一定要在醫師或專家的指導下進行斷食療法較安全。

## ■復食

圓滿的斷食，在於「復食」是否如法，才算斷食成功。斷食幾天，復食就要幾天，如斷食3天，復食也要3天，斷食7天，復食就要7天。斷食期間，腸胃道中只有水通過，腸胃道的黏膜沒有任何食物的物理性刺激，復食時如果馬上進食固體、米飯，或吃的量多的話，會損傷腸胃道黏膜的功能，加重腸胃道的負擔，前功盡棄，所以提醒斷食者應特別要注意。

復食後，食物以「流質」為主，由「少量」逐次漸進，一天天增加，質地要「柔軟」，「慢」慢咀嚼，待腸胃道適應後，再逐漸增加數量和質地較硬的食物，最後進展到正常飲食。復食的早餐以「喝粥水」最好，容易被人體吸收。三分粳米（**白米、糙米**）、小米或五穀雜糧，七分水，以文火熬煮呈黏糊狀，取其上之濃稠綿密的白色膏狀粥水食用，食時如同前面喝水一樣要咀嚼咬合，出動身體的大消化腺體，以幫助胃腸蠕動消化吸收（**請參閱第166「粥是世間第一補品」**）。

不論使用何種斷食療法，其目的無非是想獲得健康的身體；在斷食期間要時時觀察身體的狀況，一旦出現異常現象時，應立即中斷斷食，並尋求醫師的診治，以免造成嚴重的後果，得不償失。

## ■瓊漿玉液——唾液

有的人身體好，口水多而甘甜，要常咽下，不能亂吐，常咽口水（**唾液**），能夠起到促進消化的作用。人的上消化道由口、咽、食道和胃組成，進食時，身體啟動唾液腺（**腮腺、下頜下腺、舌下腺**）、肝臟分泌膽汁液、胰臟分泌胰液，以幫助腸胃蠕動、消化和吸收。現代醫學研究證明，唾液中90%是水，此外，還含有球蛋白、黏液蛋白、氨基酸、澱粉酶、溶菌酶和各種免疫球蛋白。

人體氣機通暢，心火會下降，就是元氣在下，水在上，也就是清涼的在上，此時由腦下垂體分泌出來的口水會甘甜、清涼；口水、津液源源不絕的由頭頂降下，充滿整個口腔，我們叫它「瓊漿玉液」。這猶如醍醐般難得的金津玉液，就是間腦下面腦下垂體的荷爾蒙；是個非常營養珍貴的東西，這有如甘露般的長生藥酒，能令人返老還童，所以老年人口水多，是長壽之相。

這就是道家所說的「玉液還丹」，請慢慢吞嚥下去，能令人容光煥發，精神飽滿；千萬不要吐掉，否則就太可惜了，尤其是打坐後所湧出的口水，如醴泉甘露般地甜美。

我們可以每天早晨醒來後，微閉口唇，舌頭抵住上顎，當嘴裏的唾液增加到一定量時，隨意念將其緩緩吞下，反覆6～9次，長期堅持練習，必有益處。

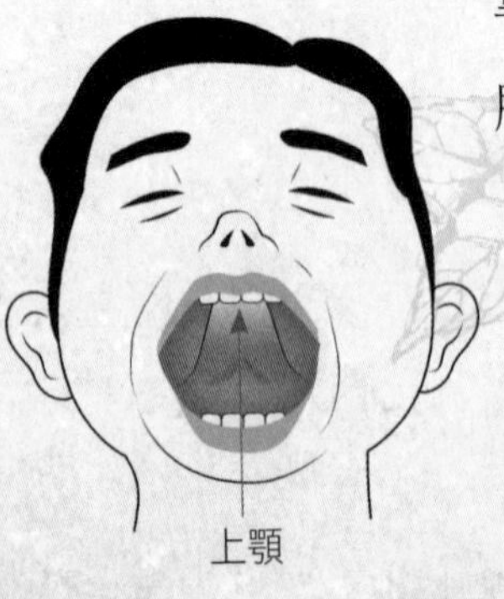

**醫思方帖**

## 簡單的按摩法

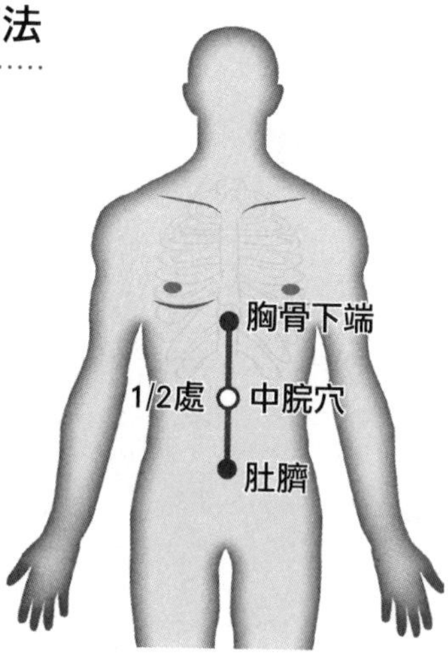


平日保養健脾胃，或治病調理都可：

1. 深層按摩整條「胃」經和「脾」經，局部亦可。

2. 中脘穴：位於人體腹部正中線，肚臍上4寸處，是治療胃腸疾病十分重要的穴位。指壓按摩時，放鬆肌肉，一面緩緩吐氣，一面用兩手指頭用力往腹部深層處按壓，壓至有微痛感後將手放開，重複10次；能緩解胃部疼痛，使胃感到舒服。胃痛時按摩指壓中脘穴，能緩解疼痛。

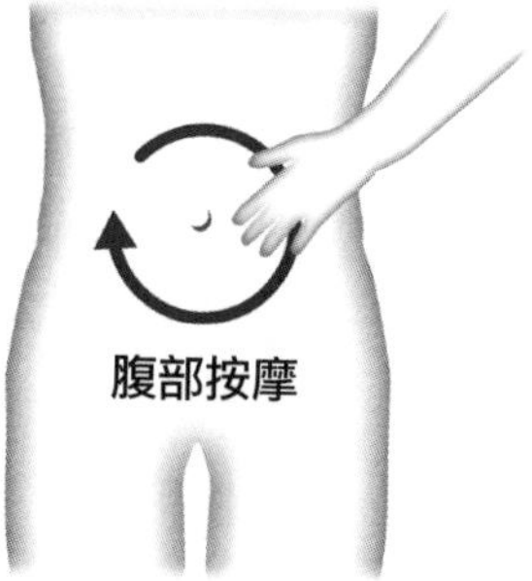


3. 腹部按摩：睡前或晨起，採仰臥位，雙手疊掌置放於腹部，以肚臍為中心，順時針方向按摩108次，再逆時鐘方向按摩108次，然後起身散步片刻。也可在空腹時進行按摩，切勿飽食後按摩。

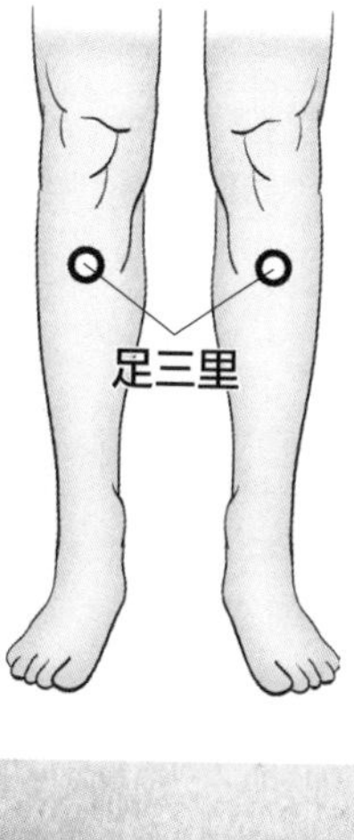


4. 足三里：位於小腿前外側，外膝眼下3寸，脛骨前脊外側一橫指處。深層指壓足三里，至有微痛感後將手放開，重複10次；能促進腸胃功能，幫助胃酸分泌，助消化，並有止痛功效。

# 「粥」是世間第一補品

李時珍在《本草綱目》中寫到：「每日晨起食粥一大碗，空腹虛，穀氣便作，所補不細，又極為柔滑，與腸胃相得，最為飲用之妙訣也。」他認為粳米性味甘平，所熬成的粥，是健脾胃、補中氣的良藥，所以建議大家早上吃粥最養人。

「粥」是中國傳統飲食，據考證，一般老百姓家中或寺院裡早餐吃粥的習慣已有四千多年的歷史了。中國人煮粥用三分米，七分水，以文火，將米熬煮成黏稠糊狀，這樣的粥，腸胃最容易消化吸收，吃了讓人強壯增加體力。因粳米（白米）、小米或糯米等五穀雜糧熬煮成的粥，都具有健脾益氣的功效，更含有豐富的營養素與膳食纖維，對脾胃虛弱的老人、小孩、病後、手術後、產後、體質虛弱者，是最能補氣、養脾胃，快速恢復體力的最佳食品。

《紅樓夢》薛寶釵讓林黛玉吃的「燕窩粥」，是用上等的燕窩泡開、洗淨、燉熬、加冰糖而成，她說：「燕窩潤肺、補脾、滋陰，補而不燥；每日晨起，吃它一盅，比藥還強。」燕窩粥是粥中之上品，愛美的女性吃了，滋陰、潤肺，護膚、養顏的效果最好。

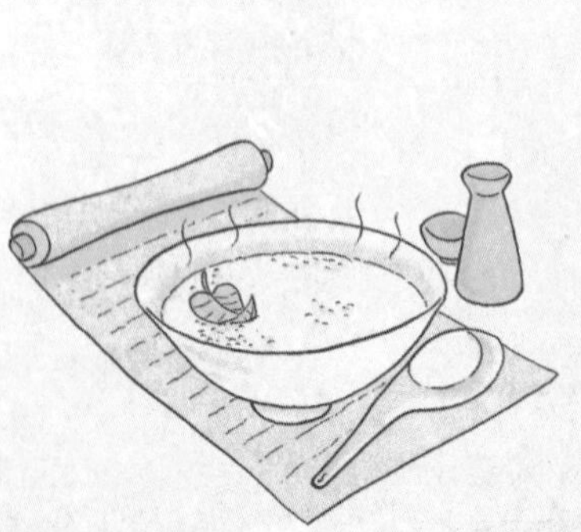

## ■粥有十利

佛門每日早齋前唱誦的供養偈：「粥有十利，饒益行人，果報無邊，究竟常樂」。一看就知道吃「粥」有十種好處，其中有5項好處和我們的健康習習相關。

佛經《摩訶僧祇律》中記載，粥有十種好處：

1. 解除飢餓：睡了一覺醒來，吃一碗熱粥，胃中納入穀物，使人消除飢餓，精神體力頓時充沛、充滿活力、幹勁十足、氣色良好、心情愉悅、思維清明、動作敏銳⋯⋯。

2. 消除口渴：粥中含有極多的水分，能滋潤喉嚨，好像喝水一樣，能快速消除一夜未飲的口乾口渴。

3. 利大小便：粥，水分多、濃稠、滑潤，能果腹止飢，還能補充身體的水分，吃了能幫助大、小腸蠕動，通利大小便，消除便秘。

4. 消宿食：粥能補脾益胃，幫助消化積存停滯在胃中的隔夜食物。

5. 除風患：喝熱粥時，會微微發汗，藉由汗液，將風寒之邪帶出體外，調和氣血，消除感冒。

6. 資色：飽食後，令人精神飽滿，面色紅潤豐滿有光澤。

7. 增加氣力：喝粥，使人增長氣力，滋補羸弱的身體。

8. 益壽：穀物入胃，補養脾胃，使人氣血調和，容光煥發，壽命增長。

9. 安樂：喝粥能消除飢渴，令人飽足安樂，身心清靜柔軟。

10. 辯論辭清：粥品滑膩，能滋潤喉嚨，使聲音清脆、嘹亮、動聽。

## ■食在「粥」到

開門七件事：「柴、米、油、鹽、醬、醋、茶」，米是生命的滋養品，《禮記・月令》中記載：「養衰老，授几杖，行糜粥」。李時珍特別提倡老年人食粥，他認為：老人牙齒損壞者多，脾胃功能虛弱，吃粥調養最佳。

用三分米、七分水，文火，一直熬煮到水、米交融，柔滑如一時，鍋中會滾起濃稠綿密如膏狀的白色泡沫，可以說是粥中的精華，我們稱之為「米油」或「粥油」。最具「補血填精」的效果，對孕婦、幼兒、老人、體虛、手術後的人而言，是個非常好的補品，能幫助胃腸蠕動消化和吸收。

廣東人最講究吃，非常忌諱早上空腹，所以到處都有茶餐廳的飲食文化。粥也煮得特別柔軟、綿滑、細膩、爽口，稱為「白粥」，有時加入陳皮、白果、腐竹，及少許的鹽，以增加清香口感，助消化。其他如山東粥、潮州粥…都是很好吃的各地粥品。李時珍也有胡蘿蔔粥，胡蘿蔔含有極豐富的胡蘿蔔素和類胡蘿蔔素，營養好又能治療夜盲症。

**小米粥，更是「和胃安眠」的良品，古人早已拿它和「半夏」一起合藥，治療睡眠障礙。**

現代藥理也證實，它所含的「色氨酸」為穀類之首，能調節睡眠，小米還有清熱解渴、健胃除濕、消食、防止反胃、嘔吐的作用。更適合胃口不好，或體內有熱，及脾胃虛弱的人。

粥品一般水分多，煮的時間長，口感柔軟滑溜，所以我們喝粥時是不太咀嚼的，如此，無法啟動從口腔開始所分泌的所有消化腺體來協同幫助腸胃蠕動和消化；再者粥的含水量偏高，進入胃裡，會稀釋胃酸，加速胃的膨脹，因此，胃的蠕動就會趨於緩慢，不利消化。因此，建議喝粥時也要「細嚼慢嚥」，才有促進腸胃的消化和吸收作用喔！

# 二十一世紀的「黑死病」——憂鬱症

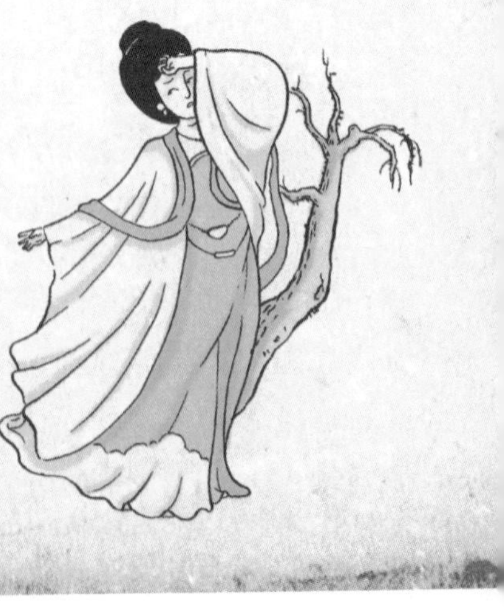

俗話說：「人生不如意者十之八九，可與人言者無一二。」

世間上 有那樣東西屬於我們，可以永遠不變把握得住的，連這個身體也只是暫時讓我們使用而已；更何況愛情、親情、友情、父母、兄弟、夫妻、子女、錢財、生命⋯⋯，沒有一樣歸屬於我們所有。比方說：好不容易賺了一點錢，卻被人倒了，或買股票輸了；買了一間可遮風避雨的房子，也被地震震垮、被颱風刮走了⋯⋯，萬事本來無常啊！

生而為人難免和挫折相遇，相愛的人有緣無份；怨懟者偏偏天天生活在一起；所求所喜不能如願；加上老病纏身，人生太多的無奈⋯⋯，因而鬱鬱寡歡、憂愁煩悶、情緒低迷、傷心痛苦、鬱鬱不得志，甚至絕望、失落、無力⋯⋯。

## ■黑死病

現代的社會給人類帶來物質文明和生活便利，但並沒有為人類帶來幸福，反而把人類導引到幻境，帶給人類更多心靈上和精神層面的痛苦，這種痛苦的結果，將導致心理變態、精神分裂等精神疾病。又因為生活的壓力和物質的誘惑，精神疾患的人越來越多！

隨著新世紀的來臨，「憂鬱症」等精神官能症的人越來越多，成為時髦浪漫新潮流的代名詞；甚至有的人生活上稍微有一點點不開心、不快樂、不如意，或生活沒有重心、沒有目標時，也會濫用給自己戴上「憂鬱症」的帽子。

二十一世紀新崛起的「憂鬱症」，是時下常見的心理疾病，已成為精神科的「主流」病人；將是本世紀最難治，令醫生頭痛的課題，世紀之初已經擠進十大死因之列。它不是「精神病」或「神經病」，它是情感性的疾病，不同於精神分裂症。主要有：失眠、神經衰弱、憂鬱、癔病、精神官能症、抑鬱症、更年期綜合症、躁鬱症等，這就是將成為二十一世紀令人驚駭的「黑死病」！

根據世界衛生組織估計，全球約有四億五千萬人遭受精神健康問題的困擾。不管您願不願意，它常在不經意中，悄悄的啃噬著我們的心靈，腐蝕著我們的生命；不論是年輕人、老人、男人、女人、富人、窮人、受教育或不受教育者⋯，都很有可能掉入憂鬱症的深淵中。

## ■大壓力鍋時代

有人幽默的說：「我們信仰任何宗教都不及信比較（教）和計較（教）來得虔誠！」真的吔～！因為您想讓人看見，就得站起來；想讓人聽見，就得說出來！在這個功利巨輪下，不信它又將如何競爭生存呢？

我們從小到大，無一不在「比較」和「計較」中打滾，因而產生極大的心理負擔，壓力也相隨而來。在學校有功課好壞的比較、出了社會職場有優勝劣敗的競爭、家庭有人際關係的酬酢、婚前朋友交往相處的應對、婚後夫妻對待的藝術、子女的教育問題，鄰居相處，及社會、宗教、種族，林林總總；有的因為孤獨、自卑、患重病，或產後，或做事常不被鼓勵，覺得自己一文不值，專注在過錯和缺點上，有著負面的情緒和想法；或思緒太多，只會坐困愁城，或沒生活能力，或生活太過安逸，無所事事；或酗酒以期「藉酒澆愁」，結果「愁更愁」⋯⋯。唉~煩惱永不歇止的，不得解脫⋯⋯！

在這個社會結構快速變遷下，若無法適應，心理長期背負這種沉重負擔和精神緊張壓力下，常伴有明顯的焦慮反應及各種身體上的不適感。

據研究證實，精神因素常使自律神經機能失調，並促使「兒茶酚胺」或「腎上腺皮質荷爾蒙」的分泌亢進而致鬱鬱寡歡、憂思、焦慮、煩躁易怒、失眠、心悸、頭痛、暈眩、淫慾、吝嗇、嫉妒、懷疑、恐懼、怖畏，注意力不集中、精神恍惚、鑽牛角尖、失去信心，言語行為乖異，飲食有時不能自主；或突然感到不安、呼吸困難、脈搏加速、冒冷汗，或出現呼吸窘迫症候群等表現為特點的心病；部分患者會藉酒精、毒品痲醉自我，壓力更大時，容易產生死亡的念頭，甚至出現自殺行為，造成家庭社會龐大的損失。

## ■生命的淬煉

人生最大的困難是：面對各種打擊挫折失敗之後，仍能保有對人世的熱情和關懷，才是最難得的。

人七分是水，三分是骨肉；一旦鑽進這個「五行山」，就像被套上了緊箍咒一樣出不來了；一輩子生活忙碌，都是為了照應它。而且每個人的福報德澤不同，生命的來源、秉賦不同，命運的遭遇也就大相逕庭！

有位女性朋友，言談中忽然從口袋裡掏出一張小紙條，高分貝的說：「這是您們中醫的，我除了第一個字沒有以外，其餘的我都有！」

我好奇地拿來仔細一瞧，喔～「喜、怒、憂、思、悲、恐、驚」七情（致病的內在因素）！除了「喜」，她具足了六種心靈的煩惱、愁憂、痛苦；人生真是「苦」啊！

人生的際遇經常是：「福無雙至，禍不單行」，「屋漏偏逢連夜雨」！身處這個五濁惡世，不可能事事順遂如意，有時還內外挾攻。如何面對這個「大壓力鍋時代」？游刃有餘地因應時代巨變下所帶來的身心苦惱呢？

常有人問：「人生是什麼？」

答案是：痛苦的累積叫「人生！」

「挫折」是人生的功課，「困難」是上進的動力；一個有志氣有才能的人，不管任何環境，都會自己站起來。縱然因各種因素條件而困頓，不能展現各自的才華，也要腳踏實地由基本做起，並具備自己的思想、見解、眼光和遠見，才能從中超脫升華；不要被現實生活所困而喪志，或做違反道德原則的事，更不要被物質世界所迷惑。

所以不管如何，在經歷挫折、困難、打擊，悲傷過後，都要培養堅強的信心、毅力、耐力、韌性，「安忍」再安忍，勇敢面對。每當我遭遇困境，身心煎熬難以突破時，我會至心地祈求、懺悔；擦乾眼淚告訴自己：「東方魚肚色，光明姍姍來」，準備好以待陽光到來！不管遇到任何的橫逆，都要提起心力；沒有淬煉，就沒有成長的動力，就會失去以同理心去體諒、寬容、理解、關愛、憐恤、同情他人的熱情！

## ■心力之強弱

心理和生理是互相影響的，身體健康的人比較快樂、喜悅、開朗；身體多病的人，意志也會比較消沉低落，思想情緒也會比較悲觀。換句話說，心理堅強的人，身體也比較健康；意志薄弱的人，精神體力都會顯得萎靡，甚至多疑善嫉。

有些人理性上知道，事實上做不到，是「心力」不夠堅強的原故！

「挫折傷痛」時，有的人一蹶不振被打垮了，有的卻愈挫愈勇，為什麼？皆在於「心志」的強弱，而心志的強弱，源發於「腎」，根於「心」。腎精不足則志氣衰，不能上通於心。故書中說：「人之智慧、聰明、記憶、志力、運動皆屬於火。」

「火」是個能量、生氣、推動、光明、喜悅、希望、熱能，亦能摧毀燃燒一切的無明黑暗。地球上的人類乃至一切生物生存、生活、繁衍，都喜愛陽光、火的溫暖、光明，而地球上的光明和溫暖都來自於太陽；無火則冰冷、枯槁、死亡。

這些看似沒道理，卻有著「極細微、極隱密」不為人知的「業力因緣」在裡頭，無法用邏輯推理得知！所以年歲越長越不敢對他人有著太多的苛求或抱怨：為什麼不做？為什麼做不到？看來簡單易行的事，有著不可思議，錯綜複雜的原因！

用「遠志」這味藥，能助「堅定其志」，遠志，味辛能散，具補腎之力，故強志！心志的堅定與否，源發於心，書云：「心有所憶謂之意，意之所存謂之志，其志堅定，則其火不散，而陰不洩。足見善忘即志不堅；志不堅即神之注於精不純一。」

## ■老而憂

隨著人口老化劇增，出生率降低，未來人口將出現負成長。臺灣六十五歲以上的老人占11.53%，老化指數為80.51%，高齡社會將是家庭和政府將要面對的沉重負擔！根據內政部調查報告指出，有58%的老人最大的希望是：「老了以後身體健康！」

然而，健康的定義為何？

真正的「健康」是指生理、心理都無病無惱，但沒有人能夠達到這樣的境界！人吃五穀雜糧，六氣七情都能令人身心俱病。至於健康的標準，佛教《妙法蓮華經》中諸佛之間相互的問候語可作為代表：「少病少惱否？起居輕安否？眾生易度否？」

健康的含義是多元的、廣泛的。想要健康少病，不是光靠維他命、營養品或各式各樣的補品就能圓滿所求。更重要是要有一顆純潔的「心」，順應季節、氣候、飲食與自然和諧，不違背天地自然的生活規律。

除了身體各器官系統能正常運作外，還需要精神、心理、思想上的健康；知足、心安、精進、勤勞、儉樸、有韌性、有愛心、有正義感、責任感、正面思考，與人相處和諧融洽，行為合乎社會道德觀，反應不差，能因應各種壓力，對家庭社會團體有所貢獻……。

「身」、「心」健康是同等重要的，如車的雙輪，鳥的雙翅，缺一不可。我們要活得健康，少生病（身）；活得快樂，少煩惱（心）；更進一步讓我們周邊的至親好友，也都能活得快樂、健康、舞動、光彩，活出自己精彩的人生！

國民健康局調查指出：有60％以上的老人喜歡呆在家裡；不喜歡出門、不活動、不參與社交聯誼活動或朋友的家庭聚會，那憂鬱、癡呆、失智的風險將會大大的提高！

老人面對妙色年華的老去、空巢、失落、退休、喪偶、疾病、家人朋友相繼去世…等複雜因素，少了談話的對象，逐漸變得鬱鬱寡歡、不愛講話、記性差，睡不著，慢慢的對很多事物興趣淡然，甚而全無；擔心這個、擔心那個，鬱卒、不開朗，甚而自閉；身體不適，或經常說這裡酸那裡痛，看這個不順眼，看那個也不對勁，就要注意是否已經有老人憂鬱症的傾向了？

造成老年憂鬱症的原因很複雜，因身體疾病、腦部海馬廻退化、心血管疾病、藥物（例如部分抗癌藥、降血壓藥）、退化性疾病（巴金森氏症等）、病毒性感染疾病、有精神疾病史者（焦慮、輕度憂鬱、失眠等），都是老年憂鬱症的誘發因子。

很難想像自己活七十～八十歲是什麼樣子？是健康、快樂，還是老病纏身？真耐人尋味！

## ■憂鬱&失智

老年憂鬱和失智初期症狀很像，也有可能同時出現，該如何分辨？

憂鬱症是誘發失智症的危險因子，憂鬱造成的健忘可以治療，失智症的健忘卻逐漸惡化，不可逆。

憂鬱症患者常出現推托的行為，不願意做事，或抱怨自己什麼都不會，什麼都不行；但失智症患者正好相反，沒有能力做事，卻想著、搶著做，不讓他做還會生氣吵架！

## ■閒人不是「等閒人」

人生最基本的，就是最高深的；空手而來，也將空手而返。

人生本是一齣戲，世界是個大舞台，五花八門，劇情發展各不相同……，但千萬要記住，自己終究是個演員，唱完了戲，到後台，我還是我，您還是您！

人老了，孩子大了，他們有各自的生活、工作、事業、家庭要忙；不要有太大的期待，有期待就會有失望。

**人到了一定的年齡要學習面對寂寞、耐得住寂寞、守得住寂寞，也要安於寂寞、享受寂**

寞；人非有品不能閒，「閒人不是等閒人，不是閒人閒不住」，要懂得欣賞寂寞淒涼的清閒，總不能天天「對月傷悲，挑燈自嘆」吧！

人生最高的修養，就是要守得住寂寞；若忍不住寂寞，守不住淒涼，則必定產生諸多苦痛與煩悶！

## ■「心」病要用「心」藥醫

人的精神、意志、思維活動是大腦的生理功能，是大腦對外界事物的反應，又與「心主神明」的生理功能有關。心在情志上的表現為「喜」，喜則氣和志達，營衛通利。喜樂太過，則精神渙散而不藏，不及則使人悲傷。五臟所主的情志過與不及，都會損傷心神，《素問．本病論》說：「憂愁思慮則傷心。」

《素問．靈蘭秘典論》說：「心者，君主之官也，神明出焉。」，《靈樞．邪客》說：「心者，五臟六腑之大主也，精神之所舍也。」，可見心主神明的生理功能正常，則精神振奮、神志清新、思考敏銳、對外界信息反應靈敏正常；異常則出現失眠、多夢、健忘、神志不寧，反應遲鈍、甚至譫狂等精神疾患。

憂鬱症者是由於「心脈」被鬱而壅遏、縛綁、糾結，臟氣弱，氣悶鬱結而不得開的「心」病。心本不應該受邪，而今「心」受邪氣的干擾，出現精神、意志、思維活動異常。此症患者，平素情志多不順遂（七情內傷），再遇外界精神刺激，常致神志恍惚、精神不定為主要表現的「情志病」。

中醫沒有憂鬱症這個名詞，但有：

1.「百合病，百脈一宗，悉致其病」，以「百合」為主藥，如百合地黃湯、百合知母湯等；以調心氣，開百脈，則能意解心開。

2.「臟躁症」以「氣鬱」為主，《金匱要略》言：「婦人臟躁，言悲傷欲哭，象如神靈所作，數欠伸⋯⋯。」

古代的女子有些話，上不能對父母言，下不能對兒女說，中間又碰到個魯男子，其心情抑鬱不得抒發，肝氣鬱結可想而知。肝臟疏泄失職，必定影響神志，因而悲傷欲哭，喜嘆氣，兩側脇肋脹痛。古今皆用加味逍遙散、甘麥大棗湯等以疏肝理氣，散鬱結，令其心脈開解，逍遙自在；若加「香附」以通行十二經八脈氣分，理氣解鬱效果更佳。「香附」入肝、三焦經，主一切氣，利三焦，解六鬱，故能散鬱，專治氣結之為病，是一味非常好的行氣藥。

有些人氣「鬱」久了，鬱而化火，火煉津液而成痰，痰熱鬱結，影響心神，常哭笑無常，心煩口苦、大便乾、小便黃赤；可用溫膽湯加香附，以抒發情緒，調其情志。

## ■精神療法

「憂鬱症」的輕重與精神刺激的強度和持續時間長短有關，如果只是輕微的情緒不佳、鬱悶，可藉由以下方法，改善之！

1. 傾訴：找信賴的人訴說自己委屈、煩惱、憤怒、鬱悶氣結，可以抒發情志；或轉個念頭，逆向思考，心情會變得陽光，生命會充滿活力！

2. 曬太陽：太陽可以殺菌，更可以驅逐邪穢、陰霾等。曬太陽時，腦內會分泌「血清素」，令人有愉悅的感覺，並有幫助睡眠的作用，一舉多得。

3. 找事做、勞動：學習有興趣的事物，使生活忙碌，是轉移焦點，令心情愉悅的好方法。

4. 運動：使人放鬆、有活力，經由活動筋骨、流汗而舒壓。

5. 宗教：心靈的託付，由研習教理而明白「業果」，進而「安忍」、「轉化」情緒，克服心理的脆弱。

6. 藥物：藉藥物以助病情康復。

7. 焚香：藉由焚燒天然的沉香、檀香、廣木香等或特別研製的香，其香氣能入諸經脈。上可供諸佛，平日讀書、靜心、辦公或念佛、打坐時而焚香，其香氣散發在空氣中，能淨化環境，浣滌煩囂，令心沉潛、穩定情緒、開心悅意、辟惡理氣除障、散鬱除憂，令聞者六時吉祥——知足、康寧、吉祥、精進、圓滿、自在。

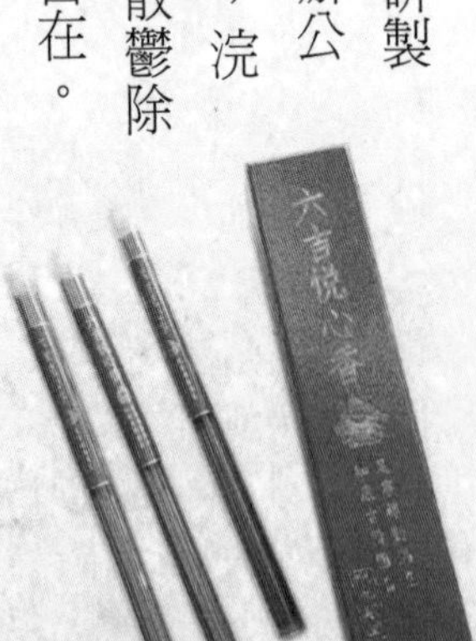

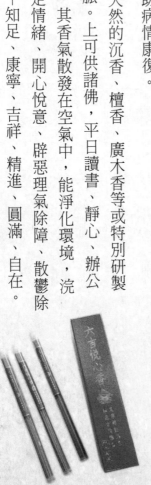

## ■心理諮商

憂鬱症似乎成了現代人難以抗拒的心理狀態，有些患者不知為何而生？為何而做？有些人迷心逐物，向外馳求，前途茫然不知……，畏縮和無法溝通也是疾病的一部分，所以應多向病人做思想工作，耐心地開導、說服，避免再有不良的精神刺激，以消除患者的緊張、疑慮。

若有此傾向應及早積極治療，輕微者首重心理諮商，其次才是藥物治療，或心理諮詢協同藥物一起。

一、**心理諮商**：專心傾聽，以同理心引導、抒發患者長時積壓的情緒，以正向思維導正偏差負面的認知想法，增強患者的因應能力，待其情緒逐漸調適穩定後，再討論尋求解決問題的方法，給予中性的建議；並嘗試給予小而容易完成的目標，以增加成就感和自信心。

二、**藥物治療，或心理諮商協同藥物一起**：目前治療憂鬱症都以服用百憂解、費洛蒙……等，雖能明顯改善病情，但只是控制，無法痊癒，需長期服用，且有耐藥性；還會出現口乾舌燥、暈眩、盜汗、體重增加、緊張、失眠或昏沉嗜睡、起疹子、水腫、便秘、排尿困難、顫抖、性慾減退、癲癇等副作用，甚至有些藥物尚有致命之虞。二〇一〇年美國醫學會期刊研究指出，抗憂鬱藥只對病情嚴重者效果顯著，對較輕的憂鬱症而言，只有安慰劑的作用。

## ■去除心理障礙的「牟尼寶」

生、老、病、死、愁、憂、苦、惱八個字是人類永遠的魔障，如何因應而不被擊潰，必需要強「心」志、補「腎」氣，才能堅強應對；目前東西方的醫療人員和藥廠，都面臨著巨大的挑戰，正在尋找天然的植物或草藥，以期能研發出抗憂鬱的保健食品或藥物，嘉惠有此症的患者。這是個艱巨的任務，非常緊迫且刻不容緩，如果能研發出開心脈，消弭憂鬱症的食品，加上心藥的調理，必能克服這個來勢洶洶的黑死病。

以下介紹幾個藥食同源的食材，可以改善情緒，對此症有良好的效益：

### 改善情緒的中藥材

| | | |
|---|---|---|
| 百合 |  | ●其根莖十百相攢而內包，能潤肺、寧心安神、益氣補中。能調心氣、開百脈、清伏熱，有安神助眠作用。 |
| 玄參 | 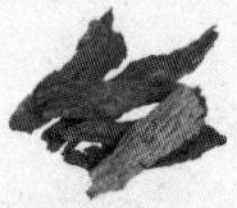 | ●黑入腎，補水、清熱、瀉無根之游火，專治鬱悶不抒、煩渴。 |
| 生地 | 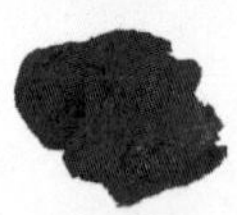 | ●能清熱涼血、泄「散漫」之伏熱，鎮靜、強心、利尿，治心神煩亂。 |
| 酸棗仁 | 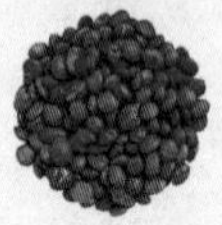 | ●為「養心安神」的要藥，治神不守舍之虛煩不眠。 |
| 遠志 | 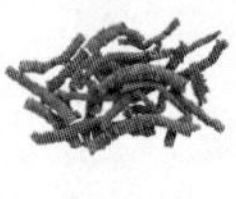 | ●能通腎氣，上達於心，入心開竅、散鬱、逐痰；心氣開通，神昏自寧。故能強志不忘；治昏聵神呆、精神官能等症。 |
| 麥門冬 | 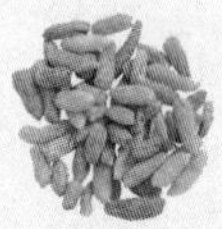 | ●養心陰、清心熱、除煩、安神，療治因心熱而煩亂之精神失守。 |
| 柏子仁 | 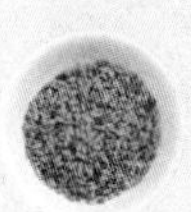 | ●補腎養心、交通心腎、治心煩不眠，與遠志同用，更有協同加乘作用。 |
| 竹葉 | 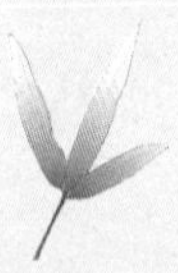 | ●清香透心，能清胃、生津止渴，長於清心、瀉火、除煩、利竅。 |

以上藥食同源的百合、柏子仁、酸棗仁等都可各別煮粥食用，能起到一定的疏肝解憂、開心安眠的作用。

# 有藥可醫眾生「癡」——失智症

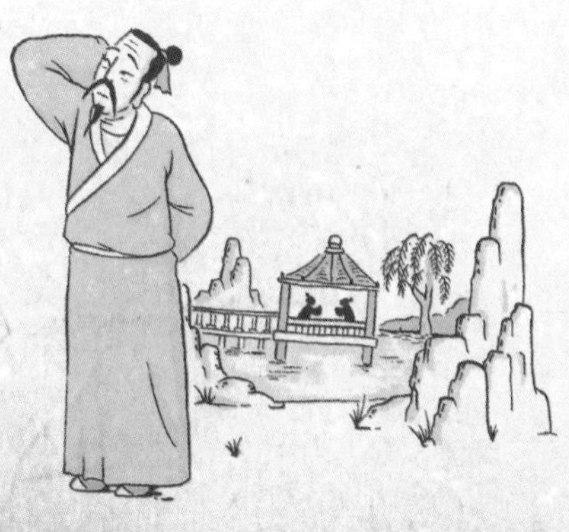

## 莫為夕陽添惆悵

人們為了生活、理想、家庭、興趣打拼了大半輩子，原本想退休後可以過著輕鬆、自在、愉悅的日子，種種花草、溜溜狗、享享清福。卻發現有些人除了工作以外，沒有特別的興趣、娛樂，又無三五好友可以喝咖啡、聊是非，生活沒了重心，常感到乏味，無所適從，很快記憶力就衰退，人也變得怪裡怪氣的；或有些個性原本內向、孤獨或獨居的人，或平時生活單純，不太用手用腦的，或更年期後激素分泌減少，或有三高者⋯，比較容易引起大腦功能衰退，記憶力減退（或逐漸喪失），定向力、理解力障礙、思路不清楚、神情遲鈍，對周圍的事物缺乏興趣，甚至發音不清，語無倫次，終至喪失自理生活的能力⋯真的很不可愛！

腦為什麼會生病呢？

中醫認為骨髓、脊髓、腦髓都是「腎」中精氣所化；腎主骨、生髓、充腦。腎中精氣充盈，髓海得到滋養，腦部發育健全，就能發揮「腦者，精明之府」的生理功能正常；反之，腎中精氣不足，髓海失養，則腦轉耳鳴，形成病理變化。人老，腦髓漸空、髓腦不充盈，則靈機記性功能衰退，「技巧」無從出焉，而成愚笨癡呆之症，故要「保固腎氣，護養腦髓」，及早預防，不得不慎！

## ■老番癲&失智

「失智症」的家屬常以為患者是「老番癲」，而不予以重視理會，以致延誤病情，造成全家生活失序，導致精神、經濟嚴重負擔。失智症不是老化，而是一種神經進行性退化性疾病，若沒有好好施治，很難逆轉！它起病徐緩，病程長，逐漸加重精神意識思維活動的紊亂、衰退和喪失。西醫認為其病理變化為大腦皮層萎縮，腦部海馬迴神經細胞受到破壞變平，腦室擴大，最終與大腦中的老年斑塊和神經纖維糾結有關。

最常見的失智症是「阿茲海默症」，由德國的醫師在一九〇六年發現。初期有明顯的記憶力衰退，對自己曾說過的話，做過的事完全忘記；認知功能障礙，對時間、地點、人物辨識不清。隨著疾病的進展，會出現譫妄、易怒、情緒起伏不定、喪失長期記憶，嚴重時還具有攻擊性，找不到回家的路，忘記如何穿衣、吃飯，如何洗澡等！

## ■血管性失智

造成失智症的第二大原因是腦中風，或慢性腦血管病變後，造成腦部血液循環不良，導致腦細胞死亡而智力逐漸減退。表現為認知功能突然呈階梯式惡化，先是出現動作緩慢、反應遲緩、步態不穩、失足跌倒與精神症狀，如吞嚥、發音困難，尿失禁、情緒和人格的變化。

## ■帕金森氏症

現代醫學認為「帕金森氏症」是由於腦部製造神經的傳導物質「多巴胺」，和「膽鹼」細胞逐漸退化減少所致的一種慢性中樞神經系統的疾病。缺少「多巴胺」會使大腦發出訊息到肌肉的傳達通道受阻，因此出現行動遲緩、四肢顫抖、肌肉僵直、步伐拖曳、憂鬱或癡呆等病症。

現代醫學對為什麼引起帕金森氏症和失智症的病因還不清楚，也沒有真正的藥物可以治癒。僅以服用類似於多巴

### 醫思方帖

### 失智症十大警訊

以下是美國失智症協會提出的十種測試失智的方案，供大家參考：

1. 記憶力減退，影響到生活。
2. 無法勝任原本熟悉的事務。
3. 語言表達或書寫出現困難。
4. 對時間、地點、人、事、物感到混淆不清。
5. 困難理解視覺、影像和空間的關係。
6. 東西擺放錯亂，且失去回頭尋找的能力。
7. 判斷力變差或減弱。
8. 計劃事情或解決問題有困難。
9. 在職場或社交活動中退縮。
10. 情緒和個性改變。

胺功能的藥物，但隨著腦中更多神經元的損傷，這些藥物會逐漸失去效力，且容易產生憂鬱、癡呆、失智等副作用。

中醫認為，它的產生和肝的陰血不足，肝失所養有關。《素問．至真要大論》云：「諸風掉眩皆屬於肝」。病因為「風」，病位在「肝」。肝屬木，木生風，肝為風，風氣通於肝，肝病則生風，風勝則動。勝者，多也、過也；掉者，搖也、振顫也。肝風盛，則出現手足肢體震顫，頭部搖動，肢體麻木，曲伸不利等症。治以息風、填補腦髓為主。

## ■夕陽去後朝陽來

臺灣已進入高齡化社會，帕金森氏症與失智症的患者將會愈來愈多。

現代藥理研究發現，具有補腎、補腦、補益的活血化瘀中藥或食材，都能活化腦部微循環，增加供血量，促進腦部血流，改善血液濃稠度，起到活化大腦，減輕腦力智力退化的程度，增強記憶力，起到一定的保健、緩解、改善和治癒的目標。「逆轉失智」，貴在持之以恆。

## ■逆轉失智的食材

心是要用的，且愈用愈靈光，不用就會塞住、癡呆。介紹幾種藥膳食材，平常多吃，能起到預防的作用。

# 逆轉失智症的中藥材

| | | |
|---|---|---|
| 天麻 | 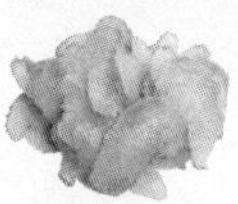 | ● 息風止痙，平肝潛陽。天麻能透過「血腦屏障」，活化腦部血流，起到延緩衰老和防治老人癡呆的效果；配合「川芎」更能去除陷於身中的游風，並可治療偏正頭痛。 |
| 川芎 | 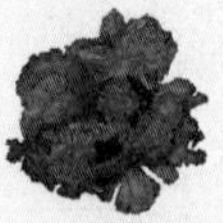 | ● 活血行氣，祛風止痛，被譽為是「血中的氣藥」。能「上行頭目，下行血海，中開鬱結」，能提發陷於血分中的「陽氣」。川芎能明顯增加腦部的血容量，改善腦部微循環。 |
| 丹參 | 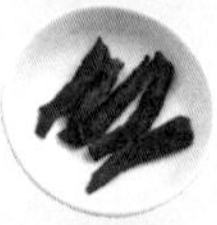 | ● 養神定志，通利血脈；能抗血栓，增加冠狀動脈血流、提高機體耐缺氧能力、改善腦部微循環、抗腦部缺血損傷、抗脂質過氧化和清除自由基。 |
| 遠志 | 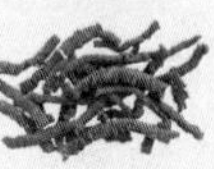 | ● 強志益精，利九竅，耳目聰明，不忘，安神，治善忘。 |
| 石菖蒲 | 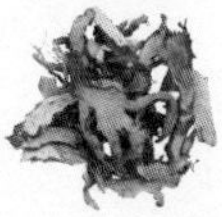 | ● 開心孔、通九竅，能聰耳明目、出聲音、益心智，久服不忘不惑。 |
| 石菖蒲 遠志 | 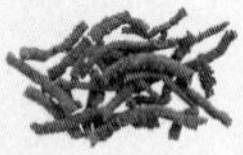 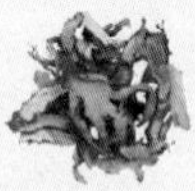 | ● 都有通竅作用，凡九竅不利之病，皆可用之。 |
| 女貞子 | 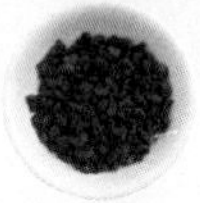 | ● 益肝腎，安五臟，強腰膝，明耳目，抗衰老，除百病。能去除老年脂褐質斑，滋潤陰道。 |
| 核桃仁 | 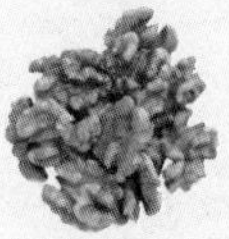 | ● 其形似人腦，補腎益智、健腦養血，烏髮、養顏潤膚、抗衰老、潤腸通便。核桃中的「磷脂」，對腦神經有良好保護作用；所含的鋅、錳、鉻等人體不可缺少的微量元素，能起到抗老作用，常和「補骨脂、川杜仲」同用。聽說京劇名角梅蘭芳先生，經常食用「核桃粥」，因而年老時仍面色紅潤光滑，富彈性，主要是核桃仁中含有「亞油酸」，被視為是滋潤肌膚的美容佳品。 |
| 黑芝麻 | 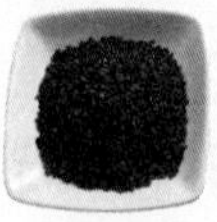 | ● 補五臟、益氣力、長肌肉、填腦髓、滑腸通便。能推遲實驗動物的衰老現象，所以有抗衰老作用。其所含的亞油酸可降低血中的胆固醇，能防治動脈硬化；可以治療神經衰弱，改善腦功能、增強記憶力；並可降低血糖，和增加肝臟及肌肉中糖原含量。 |
| 桂圓肉 | 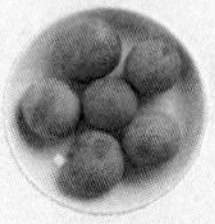 | ● 開胃健脾、益智、養血。對全身有補益作用外，還具有較強的抑制使人衰老的黃素蛋白－腦B型單胺氧化酶（MAO－B）的活性，能延緩衰老，因此對腦細胞特別有益；能增強記憶、消除疲勞、降血脂、保護心臟。葡萄糖、蔗糖、鐵含量都很高，能補血，安心神。 |

## ■「癡」救星

記性與「腎」有關。中醫說：「頭者，精明之府」；明·李時珍說：「腦為元神之府」；清·汪昂說：「人之記性，皆在腦中」。明確指出腦和精神活動有關。

目前市場已有開發「抗衰老」的中藥「維他命」，以預防老人失智、癡呆、帕金森氏症；增加夫妻性福、養顏、抗衰老、益壽等功效的保健食品！能明顯有效提高人類的生活質量，起到老而健康長壽的品味人生，跟癡呆說 bye-bye！

實驗證實，患有「舞蹈症」的基因小鼠餵食中藥「維他命」後能：

1. 延緩基因鼠腦部「基底核」附近的神經細胞退化、萎縮或死亡；保

**HD鼠腦部萎縮**

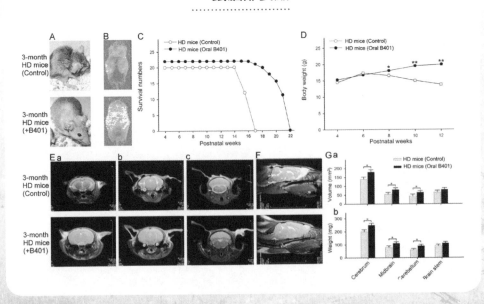

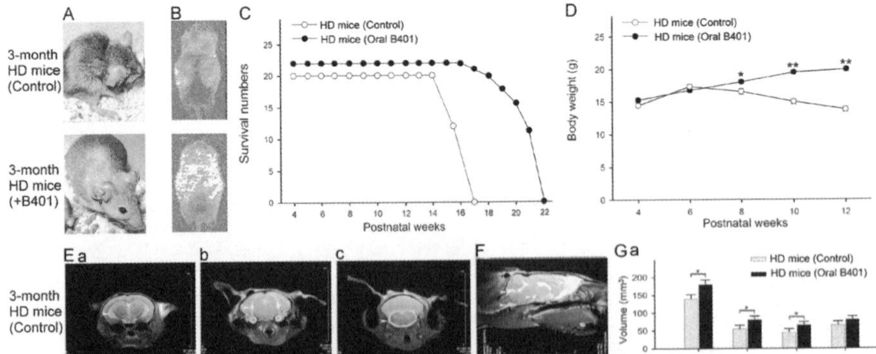

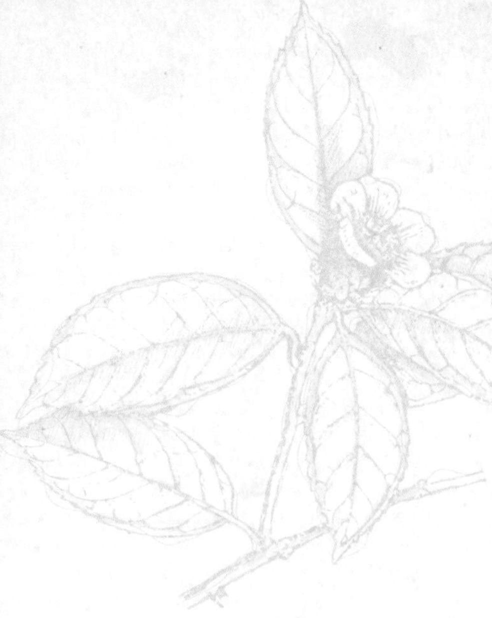

護腦神經細胞。

2.增強基因鼠運動滾輪測試和步行平衡能力。

3.延長基因鼠的壽命（約延長10%的存活天數），並延緩體重減輕的病徵。

4.延緩基因鼠的皮膚萎縮、老化程度；皮毛外觀明顯有光澤，明顯延緩彈性纖維、脂肪、肌肉組織的萎縮現象。

5.有效改善基因鼠的表皮血液循環失調。

6.明顯促進基因鼠頭頂、背、面部皮膚毛細血管的微循環。

7.有效降低小鼠血液中ROS（氧化物自由基）產生量。

8.有效增加陰莖組織與血液的NO產生量（增進性能力）。

# 甜蜜的負擔——糖尿病

時代的大巨輪，轉變得令人目眩神迷，無所適從！隨著東西方文化頻繁交流，潛移默化中，連生活步調，飲食習慣都幾乎快全盤西化！在坊間已幾乎很難找到有媽媽味道，可口溫馨的中式早餐「清粥小菜」了！取而代之的卻是帶著濃郁油脂味道的漢堡、咖啡、紅茶等西式早點快餐店。時代真的變了～！

## ■飲食西化

由於國人的飲食逐漸習慣西化，無形中容易吃入太多的糖，例如西式點心（尤其是美式點心），口感真的會甜死人；再看看超市或商店販售陳列林林種種的副食品，幾乎都是甜食，各式各樣的點心、果醬、罐頭食品、飲料、餅乾、糖果…等產品不勝枚舉，我可不是危言聳聽，這些高糖食物都是與文明病關係匪淺哦！

身體上任何部位發生疾病，其原因都是錯綜複雜的，不可諱言「飲食」是糖尿病的原凶！長期進食高碳水化合物、高脂肪、高蛋白的食物，是導致糖尿病的原因，因為蛋白質、脂肪、糖最終都要轉化成「肝醣」的形式儲存在肝臟；當激烈運動時，肝醣會快速釋出支援轉變為

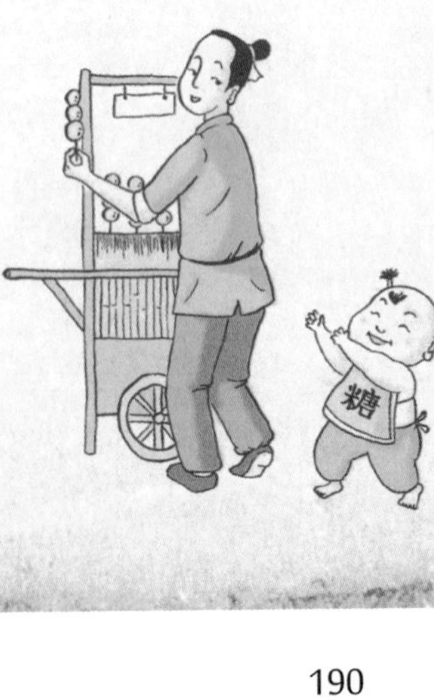

「葡萄糖」供身體使用。

所以不管進食何種食物，只要熱量高、吃的量多，坐得多、動得少；也就是說攝取的量多，而消耗的少，體重逐漸增加，以致超重、肥胖，得糖尿病的機率一定高過其他人。而肥胖也是誘發糖尿病的原因之一，這是肯定的。

## ■糖人

世界衛生組織統計，目前全世界有3.47億人患有糖尿病，預測到二〇三〇年糖尿病將成為全球第七大死亡原因。

二〇一三年國際糖尿病聯盟（IDF）指出：糖尿病前三名依序是中國、印度、美國，其中有一半人不知道自己患有糖尿病。中國已超越印度，成為世界糖尿病患者人數最多的國家。最新統計顯示，中國糖尿病患者人數近六年內激增二倍多，目前超過九千二百萬人，且還伴隨著有高血壓、高血脂。

## ■甜蜜的陷阱

根據民國九十四~九十七年臺灣營養健康狀況調查中顯示：國人糕餅、甜食與加糖飲料、脂肪類等愈吃愈多；蔬果相對吃得比較少，未達攝取量。

兒童、青少年罹患糖尿病多半是後天因素造成，大部分的家長認為孩子正處在發育時期，胃口好多吃點是正常的，即使知道體脂肪BMI超標、肥胖，也常覺得「現在胖一點，以後會長高」沒關係！

家長對孩子肥胖沒有警覺心，這些孩子外食比率高，父母給孩子的零用錢，他們大多花在買含糖飲料、高熱量零食…，等到孩子被診斷為糖尿病時，這時才震驚害怕，不知所措！

糖尿病原是老年病，多發生在年長者，現在有愈來愈年輕化的趨勢，主要原因是青少年的飲食生活習慣不良所致，如高熱量膳食、碳酸飲料、高糖、高脂、高油、外食、久坐、晚睡、不太運動…，而致超重、肥胖；這些不健康的生活方式逐漸累積，最終發展成高血糖等慢性病，危害了健康。

## ■「病」多半是吃出來的

現在的家長由於過度寵愛孩子，讓他們口渴了喝飲料，肚子餓了吃零食、泡麵；牛奶當開水喝，愛吃速食，暴飲暴食，又幾乎不運動，且天天外食，造成營養過剩，攝取的熱量遠遠超過消耗的熱量，形成脂肪囤積，導致國內小胖子愈來愈多！

據報導：一名高中生，肥胖，體重八十六公斤，BMI28（體脂肪），因兩眼視力突然模糊，就醫後發現是糖尿病引起的「眼中風」；血糖值高達三一八，經治療一眼弱視，另一眼不幸失明。這位高中生在就讀國中二年級時，已篩檢出尿糖偏高，當時家人不以為意，沒有即時防患治療，而造成眼睛幾乎失明的不幸。在他的家族成員中媽媽、阿姨、外婆等多位親人都患糖尿病。

## ■恩以生害

有位研究所剛畢業的男生，有一天被發現躺臥在房間裡，送到醫院時已昏迷，血糖是正常人的17倍，脾腫大…，不到一個星期就走了。

這位大朋友從懂事以來，父母親總是採購一箱箱的汽水、可樂、飲料、果汁、舒跑等飲品，讓孩子每天「無限暢飲」，他不曾喝過白開水，餓了吃泡麵；父母的無知，最後是害了孩子失去生命，他們自己也失去了獨子！

「水」是生命的源泉，無色無味的透明液體，是所有萬物包括人類，賴以生存的最重要物質，地球和人體也是由70～75％的水所組成，沒有它，人類將枯寂死亡。

我們無法想像那「不曾喝過白開水」是種什麼感覺？口渴喝飲料又是什麼滋味？他的味蕾已經習慣飲品的甜味，對這淡而無味的水當然沒興趣，甚至排拒！但我們不禁要反問，一個研究所畢業的學生，應該有基本的生活知識和常識吧？也許他真的不知道，放任不喝「水」的後果是——斷送寶貴的生命！

**所以具備正確的價值觀，養成健康的生活習慣和飲食模式，是健康生活和預防糖尿病的最好方法！**

## ■吃糖＝糖尿病嗎？

很多人因為害怕得糖尿病，而拒絕吃糖，這未免有點矯枉過正吧！只要不吃糖，就不會得糖尿病嗎？那也不盡然！但如果什麼都不吃，肯定不會得糖尿病的！任何疾病的發生都不是偶然的，基本上疾病是潛藏和隱密於無形的，等到有一天突然不小心發現，才警覺到是其來有自的。

就好像我們燒一壺開水，先是將常溫的水放到爐火上，以小火慢慢煮，開始水面是多麼的平靜啊；等到它瞬間達到100℃的沸點時，水面是跳躍舞動的！我們也是一樣，平日大快朵頤，盡情享用膏粱厚味…，有一天身體承受不了，就會回報我們！何時會發生，那要看我們吃的量的多寡、吃的時間的長短、及身體的代謝率的高下，來決定是早發生或晚一點發生，但都只是時間遲早的問題罷了。

## ■管住我們的「嘴」

糖尿病患者想治癒糖尿病，第一要忌口，忌不了口，請神仙來也救不了您！

治療期間首先禁食所有糖類，水果最好只吃蕃茄、番石榴、綠色奇異果等一些不甜的水果（釜底抽薪），其餘請先暫停食用。

其次是和白糖、白米、白麵粉等精緻食品等說再見，**改吃粗糧、全麥麵粉；嚴格執行清淡飲食，80%蔬食，20%葷食**（用意念思考：好吃的我們以前都吃過了；想吃的食物等病好了再來享用）。**謹記要運動、減重、適當的「斷食」；半年到一年左右，血糖可以回復到正常值，繼續保持以上的生活方式，將永遠告別糖尿病！**

有位糖尿病患者，中藥介入後，血糖明顯下降；有一天突然來電說最近不知何故血糖又高到四百多？

我直覺反應是「吃」出了問題！

當時正值端午節前後，「貴妃笑」、「糯米糍」荔枝盛產期，該患者非常喜歡吃，一次吃「4斤」…！

我開玩笑的說：「那麼好吃的荔枝怎能獨享呢？應該寄來共享品嚐啊～！您血糖高，真想吃想到流口水，那也只能吃幾粒解解嘴饞就罷了，還吃了4斤？？？血糖不飆高才怪？萬一酮酸中毒，暈倒急救不及，是會掛掉的！」他很無辜地回答：「您知道嗎？荔枝的生產期很短，我就獨愛吃這一味，看著它不吃好難過吔！有點求饒的問：真的不能吃嗎？」

我能說什麼？人貴自愛、自覺，等病好了再吃也不遲啊？何必跟自己的身體、生命過不去呢？

## ■別當糖尿病候選人

若父母親或兄弟姐妹中已經有人患糖尿病，那麼罹患糖尿病的風險將會大大地提高，這不是遺傳，而是與家中的「飲食習慣」有非常密切的關係！

尤其是中心肥胖型肥胖者，更要管理好自己的體重和體脂肪，也就是說男性腰圍≧90cm，女性腰圍≧80cm，患糖尿病的機率更高。若腹部不胖，僅四肢、臀部肥胖，比較不容易發生胰島素抵抗，因為這些部位會幫忙儲存脂肪。

## ■一過性的高血糖

臨床上發現有的人在檢測血糖的前一個晚上吃了5個橘子，或臨睡前吃了一大盤水果，或前一周吃了很多冰淇淋，或因應酬而喝了很多酒……；第二天抽血檢查，血糖值高到3～500！超標之多，簡直令人難以接受？

詢問之下，才知道是受以上原因影響，所以在做體檢時，請保持正常飲食和作息是很重要的，否則容易被嚇倒。

## ■血糖異常——消渴

現代人不健康的生活方式、飲食過度、夜貓子、

思帖醫方

### 糖尿病的症狀

檢測一下自己，若有以下4～5選項以上，可能是糖尿病的最佳候選人了！

1. 有糖尿病家族史者。
2. 糖尿病前期者（空腹8小時血糖值介於100-125mg/dl者）
3. 年齡≧45歲。 4. 體重過重（BMI≧24），及肥胖（BMI≧27）
5. 缺乏運動。 6. 患有高血壓或高血脂。
7. 曾有妊娠糖尿病史。 8. 女性生出超過4公斤以上的嬰兒。
9. 抽菸、喝酒、壓力大者。 10. 高糖、高脂、高油、外食。

缺乏體能鍛鍊，使得肥胖的發病率和患病率迅速增加。眾多研究證實，飲食、體重過重和缺乏運動，有極大風險患二型糖尿病。

根據研究，從起病到臨床診斷為二型糖尿病需要二十至三十年的時間。糖尿病前期一般沒有明顯的症狀，即使剛被診斷為患有糖尿病時，可能也沒有可疑的症狀出現。糖尿病是一種慢性病，胰島素是一種調節血糖的荷爾蒙。當胰臟分泌的胰島素不夠，或者人體無法有效地利用身體所分泌的胰島素時，就會出現糖尿病。

飯前血糖值應在 80～120mg/dl 以內，飯後血糖值應在 140mg/dl，糖化血色素在 7％以下；在此之外，謂之「血糖異常」。此外，糖尿病患者對於血壓的要求也比一般人更嚴格，收縮、舒張壓不宜超過 80／130mmHg。

糖尿病前期是糖尿病的高危人群，如果不加以控制，每年約有 8～10％的人會進展為糖尿病。多喝、多吃、多尿、消瘦是典型的糖尿病臨床症狀。但多數糖尿病前期和二型糖尿病患者不一定有典型的「三多一少」的症狀，所以常延誤診斷。**血糖沒有調控好，很容易造成三個病變：眼睛病變、腎臟病變、神經病變。**

## ■糖尿病與心腦血管疾病

糖尿病不是個單一疾病，常合併有高血壓、高血脂（或高密度脂蛋白太低）、肥胖、微量白蛋白尿等症狀者，我們稱它為「代謝綜合症」。

糖尿病患者罹患心血管疾病的比率也比一般人要高，尤其是二型糖尿病患者。更為嚴重的是，**心腦血管疾病是糖尿病患者的「頭號殺手」，大約有75％的糖尿病患者，最終死於心腦血管的併發症**。

中國在二〇〇八年完成一項全國二十歲以上成人糖尿病患病率的調查中顯示，糖尿病患病率已高達9.7％。也就是說每10個成人中約有一個糖尿病患者。調查還發現，中青年患病率的增加非常明顯，三十～四十歲人群增長速度更加驚人。且高達81％的醫療費用，用於治療糖尿病併發心血管疾病；糖尿病併發心血管疾病已給患者和社會帶來沉重的負擔。

歐洲幾年前做了一個心臟病合併高血糖的調查中顯示：在已經確診為冠心病患者中，發現有2/3的人有高血糖問題，其中半數以上已經患有糖尿病，另一半是糖尿病前期。提示：糖尿病和冠心病之間存在者一定的關係。

## ■下肢循環障礙——截肢

糖尿病已排名為國人十大死亡原因的第四位。

糖尿病是個複雜的慢性代謝性疾病，倘若血糖長期沒調理控制好，對身體臟腑各系統將造成嚴重的損害，而引起全身性不可逆的大小血管及神經病變，包括：心臟病、中風、足部潰瘍，傷口不易癒合而截肢，視力模糊、視網膜病變、失明和腎功能不良、洗腎、腎衰竭等問題，所以不能輕忽它的存在。

根據研究，目前國內約有一百五十萬名糖尿病患者，其中約有65％的病患，血糖沒有妥善的控制好，足部潰瘍及截肢就是常見的併發症了。

糖尿病者約有25％的機會發生足部潰瘍壞死，進而導致截肢的不幸。國內糖尿病患者足部潰瘍近二萬名，被截肢的有一萬人。

糖尿病患者，萬一不小心足部潰瘍（爛），傷口不癒合時，建議服用「當歸四逆湯」、「四妙勇安丸」等來改善足部的血液循環，可以迅速改善足部潰瘍，收斂傷口，清其患處的灼熱、紅腫、潰爛，可以免除被截肢的命運。

「當歸四逆湯」能養血通脈，溫經散寒，所以常用來改善末梢及下肢循環障礙，而出現的手腳冰冷、靜脈曲張、腰腿痹痛；「四妙勇安丸」僅金銀花、玄參、當歸、甘草四味藥物，常用於「脫疽」（**血栓閉塞性脈管炎**），能清熱解毒、活血化瘀、止痛，是治療脫疽的良方。火消淤散、邪去病除，平復如初。

## 糖尿病的保養中藥材

| | | | | | |
|---|---|---|---|---|---|
| 金銀花 | 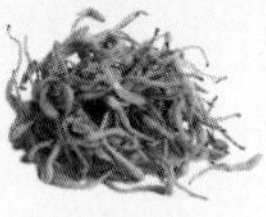 | ● 甘寒、入心，善於清熱解毒。 | 玄參 | 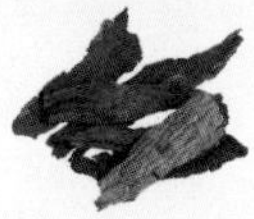 | ● 瀉火解毒，治一切無根之游火。 |
| 當歸 | 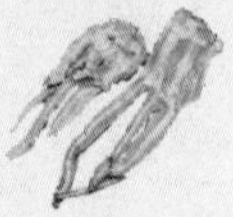 | ● 活血散淤。 | 甘草 | 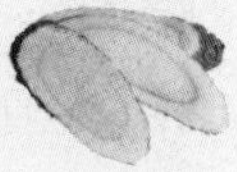 | ● 解毒，加強金銀花清熱解毒之力。 |

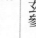

足部保養：

1. 平日注意雙足，盡量避免碰撞受傷而出現傷口。
2. 小心修剪腳趾甲。
3. 不要用過熱或過冷的水浸泡雙腳，保持肢體末端（**雙腳**）良好的血液循環。
4. 足部按摩。

## ■血栓性脈管炎

友人姑媽的左腳，從足趾到膝蓋處既腫又黑，沒有知覺；遍訪中西名醫都無法治癒，最後被某大教學醫院宣判必須「截肢」！一日在喜宴上和侄兒相遇，侄兒建議姑媽先來找我診治，若是真的治不好，再截肢不遲。

這位中年婦人拿著拐杖踉踉蹌蹌的走來，訴說她開了個藥房，二十年前因靜脈曲張，打針欲消除它，結果在打針處開始腫、痛、潰爛，非常痛苦…，經過長時的治療，傷口癒合了，但傷口處逐漸變硬、變黑。年前在舊傷處，不明原因的又開始紅腫、疼痛、潰爛…，以致走路行動都不利索，遍訪中西名醫，仍在繼續進行性惡化中，現被宣判必須截肢…！

即以當歸四逆湯、真人活命飲、四妙勇安丸加減予以治療。三天後患者來電詢問：「服藥後足趾末梢會麻，好像有什麼東西走來走去，以前不會麻的，為什麼？」

我說：「以前足趾的末梢不通，感覺不到痛、癢，當然不痛不麻；現在藥氣行於下肢，改善微循環，會通、會麻、會痛是好事，繼續服用！」經過一段時間的調治，足趾到膝蓋既腫又黑的腳，終於恢復原有的色澤。不須枴杖，行動自如了，每天精神抖擻地「抹粉點胭脂」，到處去旅遊！

患者腫痛潰爛處在遠端下肢，因此用「四妙勇安丸」清其患處的灼熱、紅腫、潰爛；重用金銀花清熱解毒、瀉火，使其毒解、腫消、血行順暢，現常用於血栓閉塞性脈管炎，或其他原因引起的血管栓塞病變，效果好。用「當歸四逆湯」養血通脈，溫經散寒，促進末梢血液循環，使脈通血行；用「真人活命飲」以清熱解毒，通行血脈，散瘀消腫。可見調理得當，能使患者免於被截肢的浩劫。

## ■視網膜病變

糖尿病視網膜病變，和罹患糖尿病時間的長短有關。病人的視網膜血管因為高血糖之故，導致血管壁變厚、阻塞，造成視網膜缺氧，出現視網膜水腫和點狀出血，滲出物沉積在視網膜上，這時還不太影響視力，若不理它而讓它繼續惡化，此滲出物將集中在視網膜的黃斑部，而引起黃斑部水腫，而影響視力。

到了後期，為了增加血液供應，視網膜表面長出新生的血管，這些血管壁脆弱且易破裂，血液流到玻璃體內，而引起視力模糊。有時，這些新生異常的血管會成為疤痕組織而拉扯視網膜，造成「視網膜剝離」。

有時，新血管亂長，阻礙房水排流，引起「青光眼」，易造成嚴重視力喪失，甚而引發角膜破皮、感染，甚至失明。

### 思醫帖方

### 降血糖藥常見的副作用

1. 低血糖。
2. 胃腸不適。
3. 水腫。
4. 肝功能異常。
5. 性慾低下等副作用。

治療方式首重血糖控制，其次是接受適當的藥物治療，患者仍然可以維持良好的視力。血糖所引起的眼病，可食用「枸杞」治療，它含有非常豐富的「玉米黃素」和「葉黃素」；另外「杜X藻」也富含綜合類胡蘿蔔素，這二樣食品，都能非常有效的改善黃斑部病變。血糖穩定了，眼睛的毛病也就好了，中藥食療的確有其神奇之處！（請參閱本書第86頁「五色令人目盲」）

## ■健康管理

初期的糖尿病患者，若能積極控制飲食和運動，可以有效地治療糖尿病，延緩病情，及減少併發症的產生。通過飲食療法的調整，約6～12個月血糖即能恢復正常，而不用終生服藥，不亦快哉！

1. 運動訓練：治癒糖尿病的最佳方法之一是進行全身有氧運動，讓身體大量流汗，排汗能調節體溫、調節自律神經、提升代謝力、減少體脂肪、消耗熱量，還可以減輕體重，如快走、跳舞、游泳、騎單車等，每天運動30～40分鐘，可將二型糖尿病的發病風險降低40％。

2. 每日快走：快走能「甩掉」糖尿病，並大大延緩身體衰老的進程。走路時，挺直腰脊，平視前方，重心放在腳的內側，腳底先著地，再到腳的大拇趾。長期堅持可以降低血脂，增加肌肉的彈性。

3. 飲食調整：每日應均衡攝取食物，以全穀類為主食，少煎炸、少沾醬、少加工，多吃新鮮蔬食、膳食纖維多的食物，多喝開水，避免含糖飲料。

**4. 食物攝取：** 一天三餐中，只「一餐」吃半碗或七分的糙米飯或五穀雜糧飯，其餘吃青菜和一點葷食（食物攝取比例為80％素食，20％葷食），讓肚子有飽食感，其餘嚴格禁止，以達到治癒糖尿病。水果只吃大蕃茄（不甜）、番石榴、綠色奇異果等不甜的水果。

**5. 標準體重：** 將體脂肪（BMI）維持小於24為宜。

**6. 禁止菸酒：** 避免吸菸、喝酒，菸酒會增加罹患心血管疾病的風險。

**7. 降血糖、利尿食物：** 玉米鬚、西瓜皮、冬瓜皮、浮萍、山藥、絲瓜、苦瓜、大黃瓜、小黃瓜、冬瓜、瓠子、瓢瓜、葫蘆、石斛、天花粉、葛根、生地、麥門冬、黃連等都有降血糖作用。中藥只要對證，病無不克。

養成良好的生活習慣，改變生活方式，低脂、低糖、低鹽、少油、多蔬果、少葷食、減輕體重、戒菸、戒酒、適當的運動，並治療其伴隨的相關疾病，實為基本有效的配套方法；以糖尿病為例，當血糖控制在理想值時，其伴隨的高脂血症（一般以三酸甘油脂增高為主），常能獲得相當程度的改善。

## ■低血糖

血糖高聽了令人畏懼，其實低血糖這個症狀也很可怕，若再加上有低血壓、貧血、營養不良等，那才是真正夢魘的開始。

現代醫學認為血糖在80～120ml之間為正常。若血糖在90～95ml時，身體還能照常運作，只是會覺得累一點；如果再繼續工作，未能即時補充能量（糖或碳水化合物等），人就會開始感覺疲憊、精力不足…。當血糖再降到70ml時，會明顯感覺到飢餓、倦怠乏力、體力不足、手腳乃至全身無力；如果再繼續下降到50～65ml以下，除了上述症狀外，會感到虛弱、無力、頭暈、大量流汗、四肢顫抖、面色蒼白、心臟跳動加速；如果不即時處理，持續低血糖的時間太久，會出現衰竭，語言障礙，甚至於暈倒、腦細胞受損，甚至死亡等一系列不幸的事件發生。

## ■低血糖、低血壓

低血糖再加上低血壓的人，非常容易感到精神不濟、倦怠、神疲乏力…。此時最好補充一杯紅糖水或一碗甜點，並到戶外走走路、散散步，曬太陽，做些輕鬆舒適柔軟的運動（做家務亦可），也就是說要「讓生命動起來」，精神就來了；絕不要因為疲累而一直不動，這樣血壓、血糖是無法提升的，血糖血壓處在低檔，氣上不來，精神也就低迷，體力不支。造成疲勞倦怠的另一個原因是「貧血」，而蛋白質缺乏者也同樣會出現這種現象。

以上這幾個症狀出現二個或全部都具足者，就需要在食物中快速補充糖和蛋白質等營養品，最好快速給一顆「方糖」含在口中，這種不適的現象很快就能解除；否則在短時間內是較難迅速改善或恢復的。**唯有吃得正確，才能保持營養均衡和身體的健康；反之，吃得不對，營養不夠，人就很快衰老，疾病也將相隨而來。**

# 軟硬兼「固」——顧好老骨頭

據研究，人類的骨骼30歲以前還在成長，隨著年齡的增長骨質逐漸變化，三十五歲達到最高峰，之後每年骨質在無聲無息中減少流失約0.3～0.5%。隨著骨質的流失，骨骼漸漸佈滿孔隙，慢慢呈現中空的疏鬆狀態，我們稱之為「骨質疏鬆症」。骨質疏鬆的結果是骨骼的強度減弱，是老年人摔跤跌倒容易發生骨折的主要原因。

骨質疏鬆沒有嚴重不適或疼痛的症狀，為何要特別提出來請大家注意呢？因為患有骨質疏鬆症時，僅僅是走路不小心跌倒、或是在浴室內滑倒，都有可能造成骨折。**骨質疏鬆性骨折容易發生在手腕、肩膀、髖關節及脊椎骨**。

骨折後，因疼痛而手術，都將影響生活品質。研究報告指出，因骨質疏鬆而致髖關節骨折的長者，因行動不便，經常臥床，約有兩成的人，容易在一年內過世。隨著老年化社會的到來，許多專屬於長輩的疾病也越來越突顯，骨質疏鬆就是其中之一。

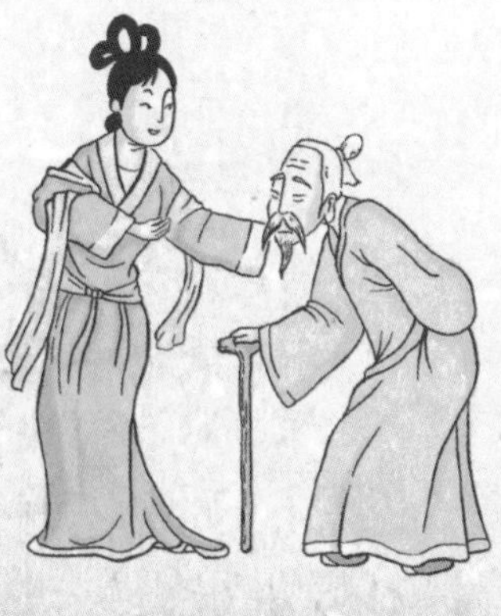

## ■骨質疏鬆症

「骨質疏鬆症」好發於老年及停經後的婦女，也有少部分因鈣的攝入不足，而呈現早發性骨質疏鬆症；臨床表現為骨骼脆性增高，所以容易導致骨折。

鈣吸收障礙或不足的原因很多，如腸胃中缺少維生素D、運動不夠、少曬太陽、內分泌功能紊亂、激素減少，營養不良，蛋白質缺乏，抽菸、喝酒、腸胃功能不佳、咖啡因攝取過多、有骨折史、服用類固醇藥物等諸多原因，都是造成骨枯，進而骨髓減少，無法滋養骨頭而致骨質疏鬆。其中以服用類固醇藥物特別明顯且嚴重，可以在非常短的時間內，造成骨質疏鬆症。

骨質疏鬆症是由於骨質嚴重流失而疏鬆，引起腰背疼痛、骨痛、骨折以及體態畸形等，是老年人常見的代謝性骨病。其病理改變，主要為骨量減少、骨皮質變薄、骨小梁變細，數目減少，使殘存的骨小梁負荷增加，從而降低了骨小梁的強度，因此而容易發生骨折。

醫思方帖

### 容易造成骨質疏鬆原因

1. 鈣攝入不足。
2. 服用類固醇藥物。
3. 服用抗痙攣藥物。
4. 服用甲狀腺藥物。
5. 服用利尿劑。
6. 服用制酸劑。
7. 長期臥床者、胃切除者、洗腎者、肝病者。

## ■雌、雄激素缺乏

現代醫學認為，婦女停經之後，以骨質疏鬆症最為常見，並以腰椎最為明顯，受外力壓迫時，可引起壓縮性骨折；主要與卵巢功能衰退、雌激素缺乏有關。因「雌激素」有刺激「成骨細胞」的作用。

老年男子也會發生骨質疏鬆症，因「雄激素」能促進蛋白質合成的作用；雄激素缺乏時，「骨基質」的蛋白質合成就會不足，如此一來就會出現骨質疏鬆症。生理性老年性骨質疏鬆是由於性激素缺乏、消化功能減退（胃酸減少或缺乏）、蛋白質攝入不足、體力活動過少等一系列因素所致。「腰酸背痛」和「骨痛」是最常見的早期症狀。

內分泌缺乏所致的骨質疏鬆症，西醫目前採用激素替代療法，雖有一定的療效，但存在著致癌的潛在危險。服用「鈣」製劑也因吸收有限，因而效果不彰。

## ■好發部位和危險性

骨質疏鬆症難以用目測來診斷，有賴於X光片的檢查，和骨質密度機的檢測。X光片上顯示骨質呈普遍脫鈣的情況，嚴重時，骨皮質密度減低而變薄，骨小梁稀薄而減少。真正的「骨質疏鬆」是骨生成障礙的結果；臨床上病人常出現「骨痛」、「骨彎曲」和易於「骨折」。

何以骨質疏鬆症容易發生在「腰背部」呢？**人是以「脊柱」為中軸，承受全身的重量，脊椎骨主要由「鬆質骨」構成，骨代謝率高，因此骨質疏鬆症容易出現在腰背部。**主要症狀為腰背痛，無力支撐，駝背，伴有壓縮性骨折時，疼痛更加劇烈。一般無明顯外傷史，很輕微的動作即可引起。「壓縮性骨折」的好發在下部胸椎及腰椎，可以是一個椎體，或是二～三個椎體同時發生。

## ■骨質疏鬆、骨折

臺灣流行病學調查發現，六十五歲以上的人，脊柱體壓迫性骨折的女性占19％；男性為12％。所以婦女脊柱體、髖骨、腕關節骨折的風險高於男性；男性發生骨質疏鬆的機率約為女性的4～1/5，但受傷和死亡率卻高出女性。

世界衛生組織二〇〇八年在《中國骨質疏鬆防治白皮書》中指出：中國至少有七千萬人患有骨質疏鬆症，患低骨量症者有2.1億人。國際骨質疏鬆基金會預估，到二〇二〇年中國骨質疏鬆症的患者將增至2.86億人。

根據WHO統計，全球目前有六億六十歲以上的老人；六十五歲以上的婦女，約有1/4％患有骨質疏鬆症。年過半百的人口愈來愈多，骨質疏鬆症及其所引發的骨

醫思方帖

### 骨質疏鬆症的危險性

1. 易骨折（無聲無息，不一定伴隨疼痛）。
2. 肌肉萎縮，雙腳無力。
3. 駝背（老倒縮），身高變矮。
4. 脊柱側彎，活動性降低。
5. 行動不便，或喪失獨立自主的能力。
6. 死亡率高。

折、依賴他人扶持、長年臥床等耗費，將是二十一世紀最重要的社會成本問題。抗骨質疏鬆藥也是全球成長最快的藥品之一，估計已超過一二〇億美金。

## ■骨膠原

骨頭是由「骨細胞」和「骨細胞間質」所組成，其中，骨細胞間質中的「骨膠原纖維」，是保證骨骼彈性和柔韌度的重要因子，使我們的骨頭具有彈性，不容易因內、外力等因素而輕易受傷而骨折。

**「骨膠原」儲放在關節腔和關節軟骨中高達98%以上，是骨膠原的儲存庫，對骨骼承受壓力和抗骨折能力起著決定性的作用。**人的四肢長骨兩端、短骨、扁骨和不規則骨內有紅骨髓，它維持著人體的造血功能和不斷補給營養以滋潤骨頭。

其中的無機鹽隨著年齡的增加，「骨鹽」逐漸增多，骨頭逐漸變得堅硬，脆性增加而彈性減少，因此年齡越大，越容易發生骨折。

骨折時，破骨細胞會分泌多種酶對骨折壞死部位的

醫方 思帖

### 容易發生骨折的原因

1. 有骨質疏鬆症。
2. 成年之後曾有過骨折。
3. 45歲以前停經。
4. 體重過輕（BMI<20kg/M2）者。
5. 連續服用類固醇藥物長達六個月以上者。
6. 甲狀腺機能亢進者。
7. 失智症已有行動不正常者。
8. 雙眼視力不良者（雙眼只可校正至0.1以下）。
9. 長期抽菸、喝酒者。
10. 類風濕性關節炎者。

組織進行溶解和吸收；骨膠原在成骨細胞的作用下，形成網狀結構的「蛋白多糖聚合體」，從而完成斷面的連接，骨折得以完全修復。另外骨膠原能在骨折破損的血管斷面上快速形成毛細血管芽，使該部位的血液循環通暢，避免血腫的危害產生。

## ■關節炎躍居門診第三位

「膝關節」從一出生，**就要承受來自身體的全部重量及地心引力，是人體下肢活動最重要的樞紐**；所以需好好地保養它，才能維持膝關節的靈活度、自由度和穩定度，以執行各種複雜的動作。若因使用過度或因受傷而導致膝關節軟骨破壞，日積月累將嚴重影響生活的各項活動。

早期關節炎和骨質疏鬆症都沒有什麼明顯症狀，只是在日常生活及活動中，骨骼常會發出嘎嘎的聲響，步行走路時「膝」關節酸軟、微痛、不利於行的感覺。特別在上下樓梯、爬山遇到下坡路段，因腳要煞車之故，膝蓋部承受的壓力更大，特別感到痠軟無力、疼痛、僵硬不適，休息後能改善。

到了嚴重的關節炎時，走路、上下樓梯都會感到很吃力，疼痛酸軟；晚期疼痛更加劇烈，甚至於半夜會痛醒過來。此時關節可能變形，需要有拐杖或助行器協助，造成生活上極大的不便。

關節炎已躍升為門診常見疾病的第三位，僅次於呼吸系統疾病和胃腸道疾病。據中國衛生部統計，中國骨關節患者超過一億人，頸椎病患者1.2億人，腰椎病患者有2億人。

骨質疏鬆症、退化性關節炎、骨折等不像心血管疾病和癌症那容易直接奪走人的生命，但它帶給人們行動的極大不便、痛苦與絕望是難以形容的，應提早防患於未燃。

## ■隱形殺手——關節炎

上了五十歲，不只外表有著明顯的變化，器官也開始衰退，除了必須預防骨質流失外，身體關節各處逐漸不聽使喚。「關節」由於經年累月的磨損，常造成疼痛和行動不便；所以五十歲以上的人，要提早保養關節，補鈣、補膠質、補血、鬆筋，讓手腳柔軟，靈活俐落，敏捷有力；否則退化性關節炎等不適將隨之而來，骨骼疾病帶給個人的痛苦和折磨，也造成家庭社會的沉重負擔，威脅著晚年的健康和生活質量！

骨頭是由「骨膜、骨質、和骨髓」所組成。骨膜內有豐富的血管、神經，提供營養給骨頭。「關節」是骨頭和骨頭連結的地方，由「軟骨、關節囊、關節液、韌帶」等所組成；換句話說，因為有骨頭、關節、肌肉、健全的神經系統、穩固的韌帶等條件配合，我們的身體四肢才能正常活動、彎曲、運動。

「關節軟骨」等同是天然的軟墊，它用來保護全身骨骼免於磨損；關節軟骨的營養供及下降，則軟骨的防震、吸震作用就會減弱，骨頭和骨頭之間就會因不斷的磨擦而損壞，兩端的骨頭失去潤滑，從而導致關節軟骨退化。軟骨從出生後就不斷的磨損，到了三十五歲之後就逐漸走向退化之路，六十歲以上就是退化性關節炎的高峰期。

「關節液」就像潤滑油一樣，協助潤滑關節。當我們走路或做任何一個動作時，身體的重量和活動會造成軟骨不斷的磨損；人體自身可以修復這些損傷，不過，當修復的速度趕不上磨損的速度時，就會發生關節疼痛、僵硬、腫脹、變形、無力、麻痺、骨折，甚至於癱瘓……。

## ■軟骨

邁入高齡化的時代，骨質疏鬆症、退化性關節炎、骨折對老年人的活動、生活帶來極大的不便和威脅，因此顧好老骨頭是當務之急。

人體的關節因為長期承受身體的壓力及運動的磨損，關節表面的軟骨會逐漸失去彈性，且因不斷的磨損，軟骨的厚度減少，關節間隙變得狹窄，當行走或運動時，所產生的力量會直接作用到軟骨下方的骨頭，時間久了，軟骨愈磨愈薄，疼痛就愈明顯，最後可能要手術治療。完好透明的軟骨承受力大、彈性佳，一旦被破壞、磨損了就不再生長，逐漸形成纖維軟骨，無法回復到原來有彈性的透明軟骨，此時開始產生疼痛症狀，就是退化性關節炎的前兆。

若軟骨繼續磨損，沒保養好，將引發各種關節炎、疼痛、無力、僵硬、腫脹、變形、麻痺、活動受限、骨折，甚至癱瘓……。硬的骨頭需要保養，軟的骨頭更要保護，還要有關節液來潤滑滋養，防止骨頭直接摩擦，活動受制。

## ■腎主骨生髓

腎主骨生髓，外榮於髮，開竅於耳和二陰……。《素問．陰陽應象大論》說：「腎生骨髓」。《素問．六節臟象論》說：「腎，其充在骨」。都在說明骨的生長發育，有賴於腎中精氣的充盈，提供營養，才能充養骨髓。小兒囟門遲閉，骨軟無力，及老年人的骨質脆弱，易於骨折等，都與腎中精氣不足，骨髓空虛有關。

《素問．脈要精微論》說：「腰者，腎之府」，補腎即是補骨。因此，強腎益精，固本培元，能防止老化即是能預防骨質疏鬆、骨折等。

**「氣」和「血」是構成人體的重要物質和提供能量的來源，機體各項功能能夠正常運作，**全賴氣血在經脈中的順利運行。人身之氣血，貴乎流通，所謂：「氣血沖和，則百病不生」。故氣行則水行，氣條達而水流通，水流通則視、聽、言、動靈敏。身體若為「寒水」所滯，靈明為「痰涎」所壅，則運動不周，視聽不協，血脈不通，而腰脊背痛。

中醫治療此症以「補腎堅骨」為主，加強腎的氣化，同時調理後天胃腸的運化轉輸和吸收功能，使氣旺血行；血氣充足則能營養骨髓，骨頭健朗。中藥的虎潛丸、左歸丸、右歸丸、還少丹、滋腎丸、龜鹿二仙膠、腎氣丸之類的補腎、益精、填髓的中藥，都能幫我們軟硬兼固，顧好老骨頭。

## ■顧好老骨頭——天然鈣質

輕微的膝關節退化，可採取保守療法，如節制體重，少爬樓梯，爬山下坡時少走有階梯的路，少做蹲下的動作，或劇烈運動如跑步等，皆能減輕膝關節的負荷。冬天或在冷氣房內，要穿上衣物；護好膝關節並保暖它，避免膝關節再受寒。適時補充黑芝麻、珊瑚草、龜鹿二仙膠和含膠質、鈣質及微量元素的食物，可使組織慢慢修復以緩解症狀。

預防重於治療，膝蓋退化性關節炎更是如此，沒有任何藥物可以使磨損（或嚴重磨損）的膝關節軟骨完全恢復；因此應該養成正確的生活習慣及運動方式，以減輕膝蓋關節繼續退化、惡化。

**「補鈣」以天然的食材最好，且不能等到老了才補，大約在三十五歲以後就要慢慢補充，每天適量地補充一點，能增加骨密度，補充骨膠原，細水長流，持之以恆，以預防骨質疏鬆，日久見功。**

中醫認為，人體是個很特殊的結構，當身體不足時，補充進來的營養，機體會自動吸收；營養足夠了，它會自動排泄掉，這叫做「雙向調節」作用。因機體的氣機運行是藉著「氣化」而充實的，氣化運轉功能正常，則排泄吸收順暢，是非常微妙的。

中醫在食療、藥療上都有他獨到之處，介紹幾個鈣含量高的食品供參考，不要看不起這些物美價廉的食物，它能小兵立大功，不起眼的東西，往往能給予您意想不到的健骨作用！民眾不妨諮詢一下中醫師，早期經由食療補充，可健骨、強身、明目、通便、黑髮、益智、預防老化和老人失智，避免難以挽救的不幸發生。

除了看醫生治療外，我經常建議在食物上多攝取維生素C、E，礦物質，微量元素，堅果，小麥胚芽，或冷壓油，蔬果，並改變過去不良的飲食習慣；不吃垃圾食物、甜食、速食、美食、油炸、燒烤、燥熱等食物，及含有化學添加物、防腐劑等罐頭、飲料⋯，這些食物易使我們血液中的二氧化碳濃度增高，引發慢性病。

## 1.黑芝麻粉

**黑芝麻**：味甘、性平，入肝、腎、肺、脾經。《本草綱目》稱：

- 服黑芝麻百日，能除一切痼疾。
- 服一年，身面光澤、不飢。
- 服二年，白髮返黑。
- 服三年，齒落更生。

富含礦物質「鈣、鎂」有助於骨頭。其中「天然維生素E」含量居植物之冠，「鐵」含量僅次於櫻桃，還含有「卵磷脂、脂麻素、脂麻油酸、亞油酸」，所以可以防治神經衰弱，改善腦功能，增強記憶力；並含硒元素，具有抗癌作用。常吃對年長者有全方位的效果，具有特殊的保健作用，可以小兵立大功。

現代醫學認為，**黑芝麻含油量居穀物之首，高達50%以上，且富含蛋白質、鈣、鐵，能滋補肝腎、駐顏抗衰；有益高血壓、末梢神經炎的病人**。日本有92.1%的人認為黑芝麻是最佳的傳統保健食品。此外，黑芝麻還含有胱氨酸和半胱氨酸，是頭髮不可缺少的成分，能有效防止頭髮脫落。

## 2.海燕窩——又名珊瑚草

- 含膠原蛋白，能改善膝蓋酸痛，和強健軟骨組織，潤滑（柔）筋骨，是素食、貧血、婦女等膝蓋軟組織退化者的優質食品。
- 含礦物質——鐵：能增加血紅素，改善貧血，令人好氣色。
- 鈣：能增加骨本和預防骨質疏鬆，並幫助兒童牙齒和骨骼的發育。
- 助消化：能分解並清除腸壁上的宿便。
- 延緩肌膚老化：豐富的膠質能保持肌膚的水分和彈性。

## 3.龜鹿二仙膠

俗語說：「龜鹿二仙膠，給您變鐵腳」。它是由龜板、鹿角、人參、枸杞子四味上品藥材所組成。老祖宗們為什麼用這四味藥做為補腎健骨的良方呢？

因為「角」為骨之餘，所有獸類的血，都不能上到頭角，唯有鹿的角中有血，是其能引

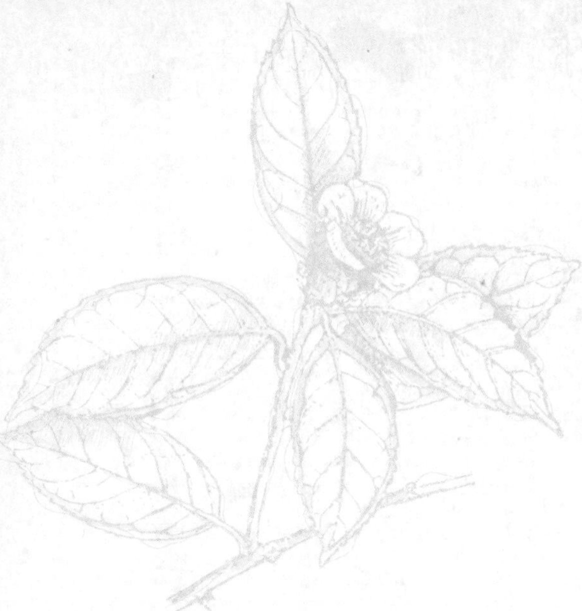

血至最高處。水族離開了水則僵硬、死亡；陸地上的蟲蟻，沉沒於水中必定斃亡，唯有「烏龜」可悠遊於水、陸之間，故能治水停關節，火熘骨幹之疾！加上人參、枸杞大補元氣，補腎明目，故可補充因年齡增長而逐漸不足的鈣、膠質和關節液，強化軟骨的柔韌性，滋潤骨骼及關節間的磨擦，適合長期保養服用，是補腰、補骨的佳品。

醫方思帖

### 龜鹿二仙膠的效能

- **強筋健骨**：治腰膝酸軟無力。
- **大補精髓**：健腦，補骨髓，補鈣、鎂、磷等，並治骨質疏鬆症。
- **大補元氣**：補精、益氣、養神，治眼睛視物不清。

# 有毛病？沒毛病？
## ——禿頭、白髮

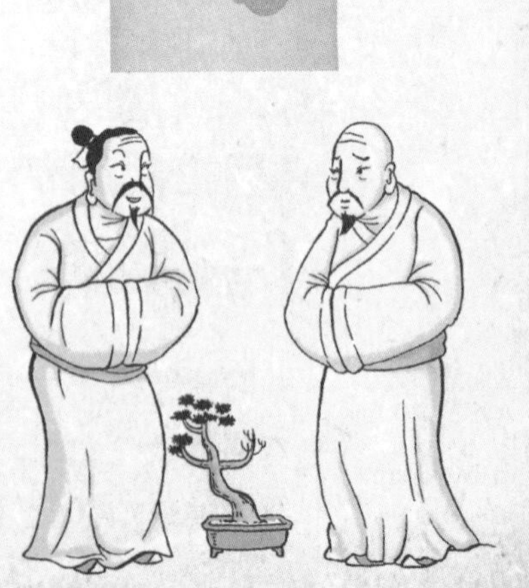

一天，我見到一位多年不見禿了頭的友人，我開玩笑的說：「您～有毛病」！他說：「我～沒毛病」！哈哈哈～都對！

一頭烏黑亮麗飄逸的頭髮，猶如鳥兒身上漂亮的羽毛一樣，十分耀眼，有著令人著迷的吸引力，更是女性魅力的最佳展現！

### ■秀髮如羽

它不只是美麗健康的象徵，更可以藉由它來保護頭顱和大腦，夏季可以防烈日曝曬，冬天可以用來抵禦寒冷；細軟蓬鬆的頭髮具有彈性，可以緩衝較輕的碰撞，還可以幫助頭部汗液的蒸發，頭髮的造型對整體美，有非常特殊的加分效果。

清朝以前不管男女都蓄留長髮，他們認為頭髮是父母親給的最佳禮物，是無比神聖的代表，所謂：「身體髮膚，受之父母，不可毀傷」，所以絕對不敢隨便亂剪頭髮，何況染得不像人的怪樣子！

「頭髮」也是古代情侶表示愛意和承諾的信物。古時候夫妻結婚，新娘在梳理頭髮時必須將新郎的一小綹頭髮梳理進自己的髮髻中，這是「結髮」夫妻典故的由來。

人頭髮的顏色是天生的，由「基因」決定；不同民族的頭髮色澤、硬度、自然捲曲度都有很大的差異，但不管他們的頭髮是何種顏色，當人老的時候，頭髮通常會變成「銀白色」。

## ■伍子胥一夕白髮

最典型的是春秋時代的「伍子胥」，一夜之間鬚髮全白，這是由於生死關鍵時刻，精神壓力大，極盡緊張，使臟腑功能失序紊亂，以致於頭髮在一夕之間變白！

有些人因年少勤勞，操勞過度，血氣耗損太過；或營養不良，不能滋養榮潤鬚髮；或因久病、體弱、氣血虛衰、貧血，或頭皮血液循環不良，或黑色素細胞減少、缺乏，或神經內分泌功能失調等諸多因素，都會導致在年輕時就呈現滿頭白髮、脫髮等早衰現象。

這種白髮大多是乾燥而沒有光澤，像極了枯草一樣，沒有生命力。誰都不願意年紀輕輕就長得一頭酷似「南極仙翁」的白髮，看上去不只老了幾十歲，儼然像個長者。

## ■童顏鶴髮少年白

其次在古代也有記載，年過二十歲就滿頭白髮，而官至光祿大夫且長壽的特殊案例。這種頭髮顏色雖白，但白得有如銀絲般地有光澤，面色紅潤，聲音宛如洪鐘，清脆而長，中氣有力，即所謂的「童顏鶴髮」，皆屬長壽富貴之相，這屬於天賦異稟型的頭髮早白現象。

## ■何處得秋霜，白髮上巔來

一般人在三十五歲左右，偶而會出現一～二根白頭髮，隨著年齡的增長，由兩鬢的花白，會有「不知明鏡裡，何處得秋霜？」的感傷…，直到全白，這是自然法則下的生理現象。當頭髮的黑色素隨著年齡的增長而逐漸衰退到完全不能產生黑色素時，頭髮就會由黑變白。

如果是因為飲食不均衡、精神緊張、壓力大、貧血、蛋白質缺乏、營養不良、荷爾蒙失調、缺乏維生素$B_1$、$B_2$、$B_6$，微量元素銅、鈷、鐵等不足或腸胃病等所致者；改善飲食、減壓和補充營養，這種頭髮早白的現象是可以逆轉過來的。

人體的皮膚、肌肉、骨骼、腦髓、內臟、指甲、頭髮…，大部分的器官都是由「蛋白質」所構成；頭髮也一樣，由角蛋白組成。若因蛋白質的攝取不足，可以借由補充蛋白質來改善，它是生物體內重要的活性分子，包括催化新陳代謝的酵素和酶，全身上下無處不需要它；每一種蛋白質都有它特定的任務，是體內各種荷爾蒙的主要成份，並調節各種生理機能。

## ■十個禿頭九個富

「十個禿頭九個富」，我們對有錢人、富豪的印象是：額頭高、亮、禿頂、矮、胖，貌不驚人…！聽說這些人每天有近2/3的時間，想著如何經營財富，如何成為「人中龍」，所以營養被消耗盡，難怪頭髮越長越少…。但也有禿而窮的啊？或一般尋常百姓人家啊？所以這句話，只能用來安慰頭髮稀疏或禿頭而富有的人嗎？

這句話能否減輕安慰這些「沒毛～病」族群的煩惱呢？大多數的男（女）生都很在意那「頂上的華髮」！別說是禿了，有些人天生毛髮就細、少，看起來稀疏些，給人的觀感就有差別了，更何況那些禿了頭的，不僅是頭髮少的問題，看起來也會老一點；一旦頭髮少了，就算實際年齡沒有那麼大，也會讓人硬生生多了好幾歲！那種大於實際年齡的無奈，真是讓這些族群的男女生朋友們，備感困擾啊！

三千髮絲不僅影響外觀，更是身體臟腑健康與否的表現，每個人都不願意二十～三十歲就開始異常掉髮…，中年不到，頭髮脫落又花白，顯得又老又憔悴，所以不能掉以輕心。

## ■毛囊健康&掉髮

人的頭髮跟小草一樣，給他適度的水，則綠意盎然、生氣蓬勃；水給少了或給多了，不是枯萎就是爛掉。毛囊和小草一樣，給他適當的滋潤，他會

思帖醫方

### 「毛囊健康」是健康頭髮的關鍵

您有以下的症狀或習慣嗎？

1. 一天沒洗頭，頭髮就像掉到油坑裡似的，油膩不堪。
2. 每天掉頭髮的數量增多。
3. 頭皮容易紅、腫、癢。
4. 容易長頭皮屑。
5. 洗髮水直接塗抹在頭皮上。
6. 經常染髮、燙髮、護髮。

長得很茂密；若營養不良或油脂分泌過剩，則枯黃掉落，或阻塞毛囊而致壞死，頭髮最後掉光。

## ■三千煩惱絲——有「毛」病

人的頭髮到底有多少根？正常人約有10～13萬根頭髮，它們不斷地生長、脫落，相互更替達到動態平衡。每天梳頭大約會掉30～50根頭髮，如果每日掉頭髮超過一百～一百五十根，且持續二～三個月以上，那新生長出來的頭髮和掉落的頭髮就慢慢地不成比率，頭髮就會越來越稀疏，終至禿頭！

根據調查報告顯示，有60％的男性在二十五歲以前就開始掉髮，三十歲以前掉頭髮的人更多，大約有85％。什麼原因導致掉頭髮呢？

人體內分泌中的5-α還原酶有兩種：5-α還原酶一型，分布在皮脂腺、表皮、毛囊表皮細胞；5-α還原酶二型，分布在攝護腺、儲精囊及表皮、毛囊表皮細胞等處。有雄性禿遺傳基因者頭頂毛囊細胞的5-α還原酶二型濃度特別高。

5-α還原酶能使睪固酮還原成為「雙氫睪固酮（DHT）」，而DHT會使毛囊萎縮退化；因此有雄性禿基因者的頭頂毛囊會快速縮小變淺，頭髮直徑縮小為1/10（0.01～0.1mm），生長期縮短，脫落後測其長度小於3公分。最後只能長出細細的絨毛，有的毛囊則凋亡不再長出頭髮來！

## ■脫髮的種類

脫髮是由多種原因引起的常見病，包括：斑禿、脂漏性脫髮和雄性禿。

一、斑禿：又稱「圓禿」；中醫稱為：「油風」、「鬼剃頭」，到目前為止，不知它發病的原因究竟為何？突然莫名其妙大量掉髮，有的甚至做了所有的血液生化、內分泌檢查，仍然找不出這種非炎性、非斑痕性大量掉髮的原因？所以不知如何下手治療，令人苦惱！嚴重者可至全禿，令人困擾不已，個別患者，甚至連眉毛、腋毛、陰毛、鬍鬚都會全部脫落掉光！西醫對此一籌莫展。

二、脂漏性脫髮：是由於頭皮所分泌的皮脂腺過多，引起頭皮毛囊慢性發炎所致。頭皮紅、微腫、瘙癢，伴有大量糠皮樣的小鱗屑，一般稱頭皮屑。掉髮一般呈對稱性，頭髮慢慢地變細、變軟，逐漸稀疏，由小範圍慢慢擴大。這種掉髮有如樹木，水澆太多了，樹根老是浸漬在水中，根部浸泡久了，根就慢慢地敗壞死了；根敗壞了，樹葉就自然慢慢地掉落，久了，葉子就全掉光了，是一樣的道理。

這類脫髮者，在飲食方面特別要避免辣椒、大蒜等辛辣刺激物，並少喝濃茶、咖啡，節制糖和脂肪的攝取，多吃蔬果，保持大便通暢，並治療其頭皮炎。

三、雄性禿：又稱「早禿」，這是在雄性激素作用下所造成的，常在二十~三十歲之間逐漸形成。原本一頭濃郁健康的頭髮，逐漸變為毫髮，且來不及長長就掉了。這些人的頭皮大都比較油膩，頭髮由前額部的頭髮邊緣明顯後縮，或由兩側鬢角開始，慢慢地向頭頂內側延伸，頂部頭髮稀少，然後逐步發展，最後只剩下頭後部，頭兩側一圈稀疏的頭髮。

也有人先由頭頂中間或後腦勺開始掉，逐漸變稀疏，若治療不及時，可在數年間頭頂頭髮全部掉光；此時毛囊逐漸縮小、壞死，有的只留下少數毫毛，頭皮光亮、光滑有如電燈泡。很多雄性禿者，最後只剩下兩側顳部和枕部有少許頭髮而已。這種掉髮也偶見於女性朋友，但數量較少，且多在更年期後才迅速發展；一般是頭頂頭髮稀疏，髮際線明顯而已。

## ■脫髮的原因

有的人到了老年，仍保有一頭烏髮，這是「天生尤物」。我們也發現肥胖者，頭髮多濃密而有光澤；女性若見頭髮、眉毛濃密，又長鬍鬚者，可能是雄性激素分泌較多，或腎上腺皮質功能亢進，或服用類固醇等藥物所致。

禿頭的原因不一，醫學界至今仍沒有針對性的藥物和方法對治它！有些藥物服用後有明顯降低性功能的作用，顧此而失彼，令人怯步！有的擦「生髮水」，意圖挽救日益稀疏的頭髮，但成效有限；有的人選擇戴假髮，以掩飾禿頭的事實，但夏天又悶又

| 造成禿頭的原因 | | |
|---|---|---|
| 1. 貧血 | 6. 頭皮發炎 | 11. 食用高油脂等油膩食物 |
| 2. 營養不良 | 7. 放射性X光 | 12. 藥物、電療、化療、傳染病等 |
| 3. 糖尿病 | 8. 遺傳：染色體顯性遺傳病 | 13. 微量元素不足，如鋅、銅元素 |
| 4. 荷爾蒙失調 | 9. 壓力、緊張、焦慮、熬夜 | 14. 染髮劑、燙髮、髮型固定劑… |
| 5. 維生素缺乏 | 10. 慢性消耗性疾病 | 15. 攝入金屬，如鉛、汞、鎘、砷等，或吸食毒品 |

熱的氣候，戴假髮，頭皮無法自然呼吸，更形成惡性循環！

脫髮是可以及時預防、治療、控制並恢復的！治療不及時，延誤最佳黃金治療期，會加劇掉髮，不僅大費周折，還會耗費大量的財力、精力，也不一定取得很好的治療效果，而遺憾終身。夏季是脫髮的高發季節，強烈的紫外線照射，更容易使頭髮脫落，所以出門時最好採取遮陽措施，以保護好頭皮和頭髮！

## ■產後掉髮

激素影響頭髮濃密度！懷孕期間的女性，頭髮受生長激素的影響很大。懷孕時體內激增的雌激素和孕激素會延長頭髮的生長期，一般人只有85～90％的頭髮處於生長階段，而孕婦頭髮的生長期可高達95％；也就是說，該退役的頭髮超時服務了，故我們常覺得準媽媽的頭髮顯得特別濃密漂亮！

然而隨著分娩的到來，雌激素和孕激素水平迅速下降，頭髮也快速轉入休止期，很多新科媽媽在月子期間，看到掉落滿地的頭髮，不禁黯然神傷，昔日那茂密青絲，風情萬種的模樣，如今安在？怎麼會產後出現脫髮的現象呢？

一、是前述所說的激素問題，二、奶水是「血」變化出來的，中醫說：「髮為血之餘」；寶寶每天和頭髮搶營養，頭髮得不到營養供給，很快會變得枯黃甚至脫落，枯了、乾了就容易斷、容易掉！許多媽媽為了哺乳，願意剪掉鍾愛的長髮，著實令人敬佩！

另外，俗語說：「孩子笑，頭髮掉」！產後3～5個月是脫髮的高峰期。大約有三成的產婦頭髮容易脫落，這顯然是個非常嚴重的問題。醫學文獻也提到，產後兩個月內，有65%的頭髮進入休止期，雖然不是每位產婦都會有嚴重的掉髮，但應注意防患；並在坐月子期間好好休息，不看電視、不看書報、不玩手機、不洗頭（可用煮沸過的水或半酒水洗）……，多吃補氣、養血、滋腎的食物，將氣血快速補充，這種脫髮的現象自然就不會發生了！

## ■腎其華在髮

頭髮位於人體巔頂的最高處，中醫說：「頭髮屬心，秉火氣，故上長」。又說：「腎藏精，其華在髮」，「肝藏血，髮為血之餘」，故「血盛者髮美，氣盛者髮長」。人的氣血旺盛，則頭髮榮潤，鬚髮美；血氣衰弱，經脈虛竭，不能榮潤，故禿髮。

人是一個有機的整體，所謂：「有諸內則形諸外」。血的盈虧，氣的盛衰，均可由頭髮的色澤、亮度等方面表現出來。如洗腎的朋友，常見其頭髮枯槁萎黃如乾草。

頭髮與內臟的強弱健康習習相關，所以從頭髮能反映我們機體「肝」、「腎」的健康狀態，也就是說「腎精」和「肝血」的充沛與否，可由頭髮表現出來。青壯年時，由於精血充盈，頭髮長而有光澤；年長時，精血多虛衰，頭髮易變白而脫落，失去光澤。肝血虧虛者，養分無法送達巔頂末梢的頭皮，頭髮就比較容易出現焦枯、稀疏、分叉、掉髮。

現代人由於壓力大，太過勞累，又缺少適當的運動和休息，長期透支體力、腦力，過度耗損「腎精」，造成腎精不足，白頭髮也會一根一根地冒出來，或提早掉髮！長期睡眠不足，或睡眠品質不好的人，也會耗損腎精，讓人未老先衰，頭髮自然白得快。晚睡、熬夜更加耗損肝血，血不足，頭髮難以獲得足夠的營養，形成異常掉髮！另外，愛吃辛辣刺激的食物，對皮膚、頭皮都是一種損害。

建議「沒毛病」者，必需調整作息，飲食清淡，改變熬夜的習慣，消除壓力來源，保持頭皮的清潔，經常按摩頭皮，維護頭皮健康，即可輕鬆養出一頭烏黑亮麗的毛髮。

健康的頭髮是：烏黑、亮麗、潤澤、柔軟、滑順、有彈性，髮根疏密均勻，毛囊健康，生長快速；相對的，鬚髮早白，頭髮焦枯、稀疏、分叉、脫落、斑禿、禿頂、皮癬、癩、皮炎等都屬於病態。

## ■預防白髮、脫髮的食材

白髮、脫髮如何預防？以下介紹幾種簡單易得而價廉，但功效奇佳的食材，嘉惠有此困擾又找不到良策的朋友，「持之以恆」，日久必有不可思議

**預防白髮、脫髮的食品與中藥材**

| | | | | | |
|---|---|---|---|---|---|
| 黑芝麻 | 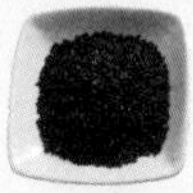 | ●甘、平，無毒；可使「身面光澤，白髮返黑，長髮」。 | 蓮蕊鬚 | 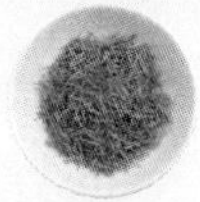 | ●甘、澀、溫，無毒；固精氣，烏鬚髮，悅顏色。 |
| 桑椹 | 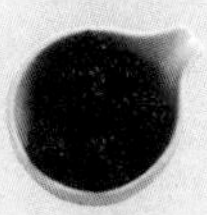 | ●甘、寒、無毒；久服，令人聰耳明目，髮黑不老。 | 核桃仁 | 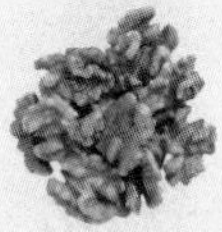 | ●補氣養血，溫命門之火，血足則腎不枯。 |
| 黑大豆 | 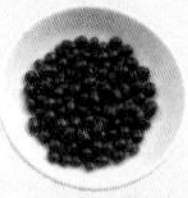 | ●甘、平，無毒；久服，令人好顏色，髮黑不老。 | 松葉 | 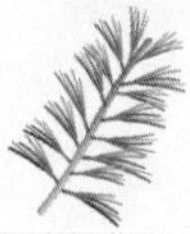 | ●溫，能生毛髮；以五葉松最佳。 |
| 女貞子 鵝腸菜 | 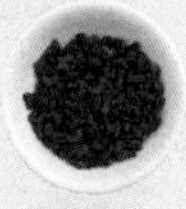 | ●甘、澀、溫，無毒；固精氣，烏鬚髮，悅顏色。 | | | |

的成果出現。我曾介紹多位白髮的長者吃下列食物，快者1～3個月，頭髮可由白轉黑，甚為神奇！

## ■「沒毛病」者的福音

中醫藥在治療脫髮方面有其獨特的優勢，能「預防」兼「治療」脫髮、生髮、去除油脂、改善髮質、白髮轉成黑髮；使三千煩惱絲烏黑、亮麗、健康有光澤！

目前用補氣、養血、滋腎的上品食材，經由黃金配比，已研發出防止脫髮，長髮，烏髮的保健食品，使氣旺血行，強化肝腎功能；促進頭皮的血液流通順暢，達到營養髮根的作用，髮根得到滋養，自然生生不息，皮膚和頭髮自然光澤、亮麗、茂密、潤澤、不掉落、不變白…，且無副作用，我們稱它為中藥的「維他命」。對人體「氣」、「血」、「腎」的保養有其特殊獨到之處，還能預防老人失智，增加夫妻性福，抗衰老、長壽、美容，增加骨密度…等效益，持之以恆地使用，可以恢復頭髮健康，從此遠離脫髮、禿頭、白髮的惡夢！

## ■壽眉

或有人問：「人老了頭髮花白而掉落，但為什麼『眉毛』反見黑而長，是何原因？而且只見男性有壽眉？」

答：1.人的陰「血」容易耗盡，而「氣」則生生不息，氣若「息」（停止），人就死了。

《上古天真論》說：「天癸之至與竭，其主都在『腎』」。「髮為『腎』之華」，人的腎氣因年老而逐漸衰減，故天癸日減於下，而頭髮遂日耗於上。

「眉」屬足太陽膀胱經和手少陽三焦二經，司水火於下。三焦者氣之所終始也，通內外、上下、左右，灌體周身，故不易衰竭。老人平日若保養得宜，無嗜欲之火攪亂於中下，則火益順、水益清，故「長」而「黑」！

2.男生以「氣」為主，女生以「血」為主，陰血耗損於下，故女生不長鬍鬚、不長壽眉。

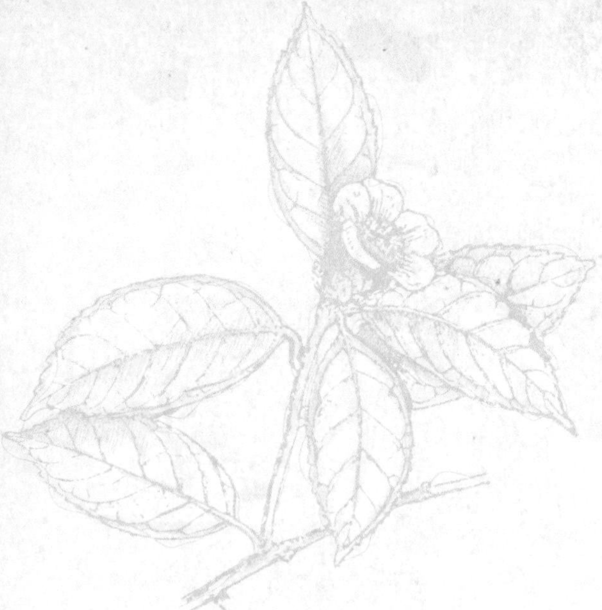

# 腸保健康——大腸瘜肉

越來越多的疾病年輕化，這不只是遺傳問題，更是環境、飲食、生活形態改變等錯綜複雜因素所造成的。據國民健康署調查資料顯示，癌症已多年蟬聯國人十大死因之首，其中大腸癌（結、直腸癌）竄升最為快速，發生人數最多，且已發生在年輕世代的族群中。其危險因子包括：家族飲食習慣、年齡大於五十歲、男性、肥胖、缺乏運動、低纖維與高脂肪飲食、愛吃紅肉、燒烤、抽菸、喝酒，以及潰瘍性大腸炎症患者。其中約有75～95％的人沒有家族遺傳史，其發生率逐年攀升，與西式飲食、高脂肪低纖維飲食、缺乏運動、生活不規律、心情鬱悶、人口高齡化等因素有密切關係。

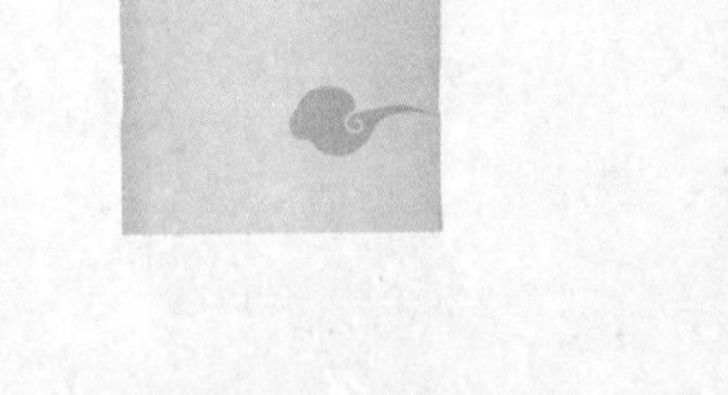

## ■誰是這個家族的成員

您是大腸直腸癌的高危險群嗎？請測試一下吧！

1. 不愛吃蔬果和全穀類。
2. 愛吃「紅肉」、「加工肉品」、「燒烤」、「肉鬆」。

3. 不愛喝白開水，喜歡喝垃圾飲料、吃泡麵及垃圾食品。
4. 不愛運動。
5. 體重過重。
6. 經常便秘。

如果您是屬於上述六種族群中的多數，請小心「腸」。不想成為這個家族成員，請開始調整飲食及改變生活習慣；儘量多選擇蔬菜水果，少吃紅肉、燒烤、加工品，養成運動和喝白開水的習慣，才能「腸」保健康。

## ■大腸瘜肉

日前報導，一位年僅二十九歲的女性，因父親罹患大腸癌，因此她在健康檢查中接受大腸內視鏡篩檢，意外發現右側大腸有一顆5公分的瘜肉，經由內視鏡切除後，病理檢驗為原位癌，病人因此免去將來手術，甚至化療的痛苦折磨。研究顯示，大腸瘜肉為癌前病灶，早期偵測並切除大腸瘜肉，可以降低75～90％的死亡率。其中以糞便潛血檢驗最簡便易行，其次是全大腸內視鏡檢，不但可以診斷，還可以直接切除大腸瘜肉、癌前分化不良病灶或是早期癌症。

### 致癌食物前三名排名

據臺灣癌症協會統計，外食族群是罹患大腸癌的高危險群。

- 第一名：漢堡、薯條＋可樂。
- 第二名：炸排骨便當＋珍珠奶茶。
- 第三名：鍋貼＋含糖豆漿。

一般五十～七十四歲的民眾，每二年有一次免費糞便潛血反應篩檢，異常者，轉介大腸內視鏡檢查；針對高危險族群，更需提早且定期做大腸內視鏡的篩檢追蹤，例如：三等親內有大腸癌家族史，或曾患有肺癌、乳癌、卵巢子宮癌者，建議四十歲開始就要做大腸鏡篩檢，有家族性腺瘤瘜肉症者，更應該提早接受大腸鏡篩檢。

大腸癌的臨床表現隱匿，患者往往沒有明顯的症狀和體徵，有的根本沒有徵兆，有的僅是大便習慣微微改變而已，所以非常容易被疏忽。隨著病情的慢性進行性發展，會有大便變細、大便不暢、大便次數增多，或便秘和腹瀉交替出現等現象。約有1/4的患者大便帶有黏液或膿、便血（鮮紅），或醬色大便，或大便時腹痛，並有裡急（便前腹痛，急欲大便）後重（大便時急迫欲便，便後有未解乾淨之感），及肛門墜脹感，逐漸消瘦、乏力、營養不良、惡病質等一系列的全身症狀。

大腸癌的症狀很容易被誤認為是痔瘡而忽略

醫思方帖

## 大腸癌的臨床症狀

1. 排便習慣改變。
2. 糞便中有血或黏液。
3. 糞便形狀改變。
4. 裡急後重，解不乾淨的感覺，有不尋常的便意。
5. 腹部疼痛。
6. 腹脹、腹痛及脹氣。
7. 貧血或體重減輕。
8. 腹部腫塊。

它，便血及排便異常都是重要的警訊。飲食西化，更是造成結、直腸癌的主要元兇，「蔬食、高纖、低脂」的飲食是預防的不二法門。

## ■肉類燒烤——致癌

據報導，有位國中男學生，從小學開始，幾乎每天下課後在學校門口玩彈珠，贏了就有香腸吃；結果十四歲死於大腸癌！另一位年僅十二歲的小女生，因父母忙於工作；為了每天哄孫女，下課後祖母買炸雞、薯條給她吃，十二歲乳癌去逝。何以這麼小的年紀，就得了大腸癌、乳癌？有許多的研究報告指出，大腸癌和特別的肉類有關：❶紅肉。❷加工肉。❸肉鬆。紅肉直接在炭火上燒烤、加熱、煎炸，會產生兩個致癌物：「多環芳香碳氫化合物」、「異環銨」。

「多環芳香碳氫化合物」，又叫苯基嘌呤，是最早被發現的致癌物。十八世紀英國倫敦，用生煤煉成煤氣，供民眾點燈和日常生活之需；後來發現，很多煤礦工人都得了癌症，才發現這個致癌物，它使人體的DNA發生突變。實驗證明，餵食老鼠「苯基嘌呤」，容易得胃癌及白血病！

據報導，二百五十公克的烤牛排，所含的苯基嘌呤致癌物，等於吸入一百五十支香菸；一隻烤鷄腿等於吸食八十支香菸！高溫油炸含澱粉的食品，如烤玉米、炸薯條、薯片、麵粉…，一樣會變性，產生致癌物「丙烯胺基化合物」，比WHO所容許的安全劑量高出五百倍；經常吃這些東西不得癌症也難！

另外，「胺基酸」含量高的牛、羊、猪等紅肉中，只要經過加熱、燒烤、油煎、煙燻，就會產生致癌物「異環銨」，也是肝癌、大腸癌、乳癌、胃癌…等各式各樣癌的元兇。還有一個香酥爽口，人人愛吃的「肉鬆」也被列為可怕的致癌物。

**長庚醫院在問卷調查中發現，大腸、直腸癌患者平日最喜歡吃的食品是「肉鬆」**。製作肉鬆時，肉要切割剁碎得極細緻，並在高溫下不斷的焙乾，讓每個細小的肉末都能均勻地接觸鍋子；因此細密的肉鬆表面會沾滿「異環銨」致癌物，就可想而知了，而且為了要保持這些肉鬆（牛、猪肉乾）不腐壞，加入防腐劑已二烯酸、山梨酸鉀等是必然的，不用懷疑的了！

## ■被加害者的反擊──防腐劑、屍毒

動物死亡後，蛋白質（胺基酸）馬上開始分解，所以肉類存放的時間不長，很快會自然腐敗變成青灰色、腫脹、發臭，並產生「屍毒」。肉商為了讓它們「好看」，會加硝酸鹽、亞硝酸鹽或其它防腐劑來保鮮，使肉類呈現鮮紅色，這些東西都是致癌物。

火腿、臘肉、臘（板）鴨、香腸，這些豬、鴨的屍骸，為了保鮮、防腐，必然添加硝酸鹽，硝酸鹽加熱、燒烤、油炸、煙燻，必然產生亞硝酸鹽（最強最毒的致癌物）。牛排、羊排、豬排、培根、火腿、香腸…，它在肉食者的腸道中和微生物與消化液發生作用時，所產生的化學物質會致癌；這說明為什麼大腸癌普遍發生在北美、西歐以肉食為主的國家。蘇格蘭人吃肉比英國人多20％，得大腸癌的比率也是世界之冠；而以蔬果粗糧為主食的印度則較少發生。

## ■吃肉無異於吃毒

美國參議院「營養問題特別委員會」提出了有史以來最驚暴的飲食健康報告中說：「吃肉無異於吃毒」！動物和人一樣，一到刑場或屠宰場，那種氛圍和恐懼不安，是我們無法想像的。由於動物被殺之前的極度恐懼和痛苦，使體內產生了極大的生化變異，當他們面臨被宰殺時的極度恐懼，又見到同類慘遭屠宰殺害死亡，為了活命極度掙扎，體內多種荷爾蒙、腎上腺素，為了應激異常分泌，致使毒素遍佈全身，屍體完全被毒化。死後，大量的殺蟲劑、硝酸鹽、荷爾蒙、抗生素及其它的化學物品毒素殘留在肉中，隨後毒化食用者的身體。殘留的「隱藏殺手」被認定為致癌物。

## ■抗生素的去向

美國藥廠生產的抗生素，將近一半是賣給世界各國的大小牧場，估計價值高達美金四億三千五百萬元。**飼主使用這些抗生素拌入飼料中，以防治家畜家禽感染瘟疫及各種疾病**。抗生素在畜禽體內對抗病菌，也刺激細胞產生抗體和激素；這些抗體，連同殘餘的抗生素毒素，難以在煮食的過程中被高熱消除掉。

## ■飲食起居調養

張仲景在《金匱要略》中指出：「所食之味，有與病相宜，有與身相害；得宜則有益身體，有害則成疾。」可見，合理的飲食可以養身療病，祛病延年；不合理的膳食使健康亮紅燈，疾病相隨而至。

常人或大腸癌患者平日應進食富含高纖維素的膳食，如糙米、蕎麥、麥麩、新鮮蔬果……，少食脂肪、肥膩食物。不宜吃油炸、煙燻、燒烤等物，因食物在煙燻、燒烤的過程中易產生致癌物「多環芳香碳氫化合物」和「異環銨」。

最好做到：多蔬果（80%）少葷食、多淡少鹽、多鹹（中式飲食）少甜（西式飲食）、多茶少酒、多溫少冰冷；忌菸、酒、霉變、陳腐不潔淨等食物，忌偏食、暴飲暴食、狼吞虎嚥。目前從空氣、陽光、水到海、陸、空皆已被污染，無一倖免，處處是陷阱，為了活著的時候健健康康、快快樂樂、少病少痛，能不稍微忌口一下嗎？

其次是起居有常，作息有序，睡眠充足，養成良好的生活習慣，有利於消除疲勞；保持愉悅的心情，永保健康和促進康復。大腸為傳導之官，大腸癌患者，除日常藥物治療外，要建立每天定時排便的習慣，有利於代謝廢物的排泄。

有人說癌症病人，一是被嚇死的，二是病急亂投醫，治死的，三才是病死的。我們不要說癌症病人是被嚇死的，但至少愉悅的心情與疾病的發展預後是有密切相關的；保持良好的情緒，有利於所有癌症病人的康復。

## ■腸道保健有良方

對於腸道保健方面也有取自薏苡仁、訶子、紫藤、菱角組成的漢方，對食道癌、胃癌、腸癌都有相當好的作用。其中最主要的藥物是薏苡仁，薏苡仁味甘淡、微寒，有抗癌（腸癰）、利濕消腫、除痹止痛、美白去斑等功效。採用的這四味藥都有治療癌症的作用，是個治療兼預防再發或轉移的修補藥，可與其他抗癌劑或放射線治療同時並用。金匱要略治療盲腸炎有「薏苡附子敗醬散」，也是以薏仁為主藥。

醫思方帖

### 預防腸道疾病七大守則

1. 不吃燒烤、油炸、煙燻、泡麵等食物，及西式速食。
2. 多蔬果（80%）少葷食，不大魚大肉，減少攝取動物性脂肪，特別是油脂含量較高的魚類或蟹膏、蟹黃。
3. 拒絕食用基因改造，或使用生長激素的肉品及蔬菜水果。
4. 避免處於不良的燃燒環境中，遠離二手菸，淘汰燃燒不完全的老舊汽機車。
5. 保持運動，避免偏食，多吃高纖食物，有助於代謝及排除脂溶性「戴奧辛」。
6. 少用聚氯乙烯（PVC）產品，因其製造及焚燒過程中都會產生戴奧辛。
7. 大腸瘜肉可經由健康檢查時直接切除，以避免癌腫的發生。

# 先睡心、後睡人、睡覺睡出大美人

倘若有個人的生活環境是家中「千畝良田丘丘水、十房妻子個個美、父為宰相子封侯、我在堂前蹺起腿」，可謂享盡人間極品清福。但每當夜幕漸漸低垂，大家相繼進入甜蜜的夢鄉時，他卻夜臥不佳，獨自一個人品嚐失眠的痛苦；睡眠品質比不上路邊的流浪漢，夜晚對他而言是個夢魘的開始！

人一生中有三分之一的時間是在床上度過的，換句話說，如果我們活到九十歲，那大約有三十年的時間是在睡覺，這個驚人的數據，提醒著我們，睡眠是件多麼重要的事，遠超乎我們的想像！

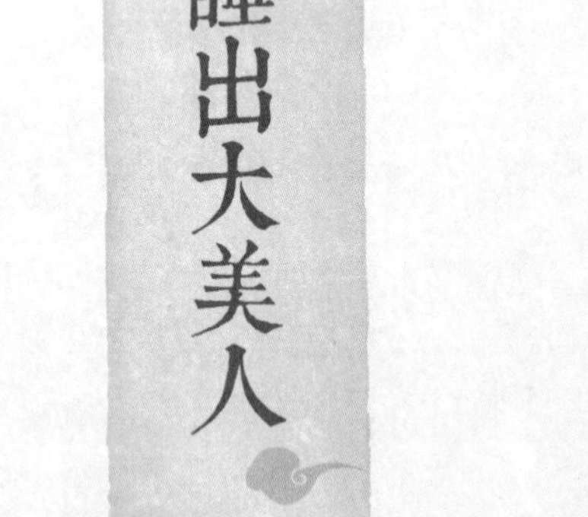

## ■靜態中生長，動態中死亡

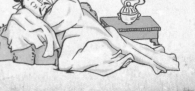

學過生物學、自然科學的人都知道，地球上生物的數量比起人類要多出許多，且到了夜晚更是超級蓬勃熱鬧的，因為大部分的生物是夜行性動物，它們喜歡在黑夜裡生活，不喜歡光明，深海裡的生物也是。而人和其他少部分的生物是屬於日行性動物，大部分活動在白天

進行，喜歡白天的光明和太陽的熱能；晚上則睡覺休息充電，養精蓄銳，以待日光。

睡眠對於人類來說，和空氣、水、陽光一樣，是生物賴以生存生長所必需且不可或缺的；「休息」是給生命、身體、心理、思想一個寧靜的養息和生長的階段。人和動、植物都是在靜態的睡眠中生長，在動態中無聲無息地消耗生命；生命的能量消耗待盡了，人就死亡了。好比我們的思想念頭，無時無刻不在妄想執著的「想陰」和「行陰」中輪轉，在在消耗折損我們的精神、體力、腦力、心力，產生痛苦和煩惱；我們如果能徹底地把思想和身體的活動澄澈寧靜下來，恢復到如同嬰兒般的無雜染狀態，我們的身心將會獲得無比的清涼和快樂！

生命的成長就在一個「息」的階段；我們看嬰兒從出生後一～六個月內，每天都在迅速生長發育，幾乎除了吃、喝、拉，就是在睡覺。睡覺是在促進「腦細胞」的生長，使腦神經細胞發育完全，此時臟腑各項器官功能也在不斷的發育而達到完善。俗語說：「一瞑大一寸」，此時嬰兒的身高只增加1.5倍，體重才增至出生時的3倍而已。

## ■修復細胞

宇宙萬有，一切物理世界，如太陽、月亮、地球都是動態的，不動就死亡、毀滅了。而它的能源從哪裡來呢？從靜、從空而來。人日出而作，忙碌了一天為什麼到夜裡要睡覺呢？因為人的身、心（腦）都需要休養充電。

有的人躺下來，接觸到枕頭五秒鐘，就能安然入睡，那是前世修來的福氣，令人羨慕。

睡覺的目的：一是藉由睡眠使消耗的大腦神經細胞因休息而得到快速修復、充電，使細胞再生和成長；二是經由睡眠來恢復身心的疲勞和緩解壓力⋯⋯。

良好的睡眠使我們身體得到充分的休息，隔天醒來精神飽滿，體力充沛，頭腦清晰、思路敏銳、反應靈敏、正向思考、注意力集中，學習能力強，工作效率高，能從容地因應外界種種繁雜的事務；睡眠充足，使人心情愉悅有活力，快樂和諧、朝氣蓬勃、健康年輕，更可預防老化、失智、緩和壓力、降低膽固醇。

在正常情形下，睡眠可以修復大腦皮質細胞因持續消耗而造成對身體的危害；在病理狀態下，睡眠有助於恢復大腦皮質細胞的工作能力，並動員皮質的潛能消除疾病，尤其對於病人來說，睡覺還有保護和醫療作用。

睡眠愈深、愈酣，對大腦皮質的保護就越大；在許多身心疾病中，睡眠療法佔有很重要的地位。科學家同時發現，睡眠充足的人，在日常生活壓力下，能表現出自信心和強而有力的處事能力和應變能力。世上的百歲老人他們都是在晚上九點鐘前準時睡覺的。

## ■一夜難眠

自從發明電燈以來，失眠的人與日俱增，常聽人抱怨「最近常失眠⋯⋯，昨晚又沒睡好⋯⋯」；沒有經歷過失眠的人，是很難體會失眠者的痛苦。睡眠障礙的表現各有不同，通常容易發生在年長者身上，且女性多於男性。鄉下人生活簡單輕鬆，都市人工作繁忙緊張，所以居住在城市裡的人患失眠者相對也比較多。

失眠輕者，睡而不實，或時睡時醒；有的人需要溫床一小段時間方能入睡；有的睡後易醒，或起床如厠後難再入睡；重者徹夜難眠。也有人想睡，但還沒有入睡前，在床上翻來覆去時，聽見自己的心跳和呼吸聲，越聽得清楚就越睡不著。

有的人白天就開始擔心害怕晚上睡不著，這種暗示今晚可能睡不著的心理，更加重夜晚無法順利入睡！光是擔憂的心情就足以讓他晚上失眠了，不是嗎？如果能放鬆心情，聽其自然，能睡就睡，不能睡就靜心躺臥，說不定很快就能進入甜蜜的夢鄉呢！

如果偶而因情緒波動或因睡覺的地方改變而失眠者，不需要治療；若經常徹夜不眠，或數月難以入睡，影響到日常生活行為，而導致白天昏昏沉沉、嗜睡，無精打采、情緒不穩定、憂鬱、壓力、焦慮，判斷力、邏輯思考力減弱，工作效率下降、免疫力降低，請找醫生調整您的睡眠中樞，以改善睡眠，提高生活質量。是心腎不交，或胃不和，或思慮過多，或虛勞虛煩等因素……？找出真正睡不著的原因，並加以改善，才是當務之急。人若長期睡眠不足，內分泌、神經系統慢慢的會出現紊亂，精神活動也會出現障礙或異常，甚至死亡。

不能只靠安眠藥助眠，它讓您感覺在睡覺，但第二天醒來，卻仍覺得迷迷糊糊的疲憊不堪，好像沒睡一樣。服用安眠藥睡覺的人，機體無法啟動因睡眠時所進行的各種自癒系統。也有專家認為，失智症的患者增多與服用安眠藥有關。另外，這些化學合成的安眠藥，服用久了有耐藥性，也會影響其他身體的功能。

睡眠是一種主動模式，和「飲食」、「男女」一樣重要。年輕人精神體力充沛，煩心憂惱犯愁的事兒少，生命的氣機在下，心火腎水能相既濟，自然容易入睡，甚至貪睡，故比較少見有睡眠障礙者。相反地，若多愁善感、思慮多，心火在上，當然也會影響睡眠。年紀大的人，氣和火浮游於上、不降，加上腎水不足，水不能上濟到頭，使頭部清涼，火不能下降以溫煦腎水，故容易造成心腎不交的失眠狀況。

## ■睡眠長短，因人而異

睡眠所需的時間，隨年齡層的不同而有差異，年齡愈小，睡眠的時間就愈長；好比四個月大的嬰兒，每天需要睡16～18小時；八個月至一歲的幼兒，需要睡15～16小時；一～三歲的小兒，需要睡14～15小時；四～六歲的小孩，需要睡12～14小時；七歲的學齡小孩需要睡10個小時左右；青春期則要睡9～10個小時；熟男、熟女們，每天睡足6～8個小時左右就夠了；堅持有規律的作息時間是養生的要件！

何謂：「睡眠充足？」

答案是：「因人而異。」

據說康熙、曾國藩、拿破崙每天只需要睡3個小時，就有旺盛的精力處理日常事務，馬克斯、邱吉爾、周恩來等人的睡眠也是極少的；但愛因斯坦、笛卡兒卻要睡足8～9個小時才夠，故因人而異。

## ■黃金睡眠時間

儘量早睡早起，晚睡必定晚起，晚睡容易損傷少陽之氣；睡眠不足，第二天起床會覺得疲憊不堪、頭昏、身體沉重感，所以會賴床。

有年輕人問我：「每天睡足8個小時不是一樣嗎？」

那當然不一樣！

黃金睡眠時間是子丑二時。「子時一陽生」，23點~01點，是膽經當令的時間，此時陰氣旺極，陽氣初萌，初生的陽氣仍很微弱，所以應該睡覺休息養生，以保護此陽氣；若不睡覺，則膽氣大傷，膽氣虛，則全身臟腑功能、代謝、免疫力將紛紛下降。

凌晨一點至三點丑時，是肝經的時間，肝臟要解毒、造血，若不睡覺，肝臟無法休息、分解、排除毒素，製造血液。久而久之，必然臉色暗沉、無光澤或蒼白。改變就寢的時間，睡眠就會很快獲得改善，早睡早起，神清氣爽。

## ■鬼魅不侵

另外，睡覺的時候，空氣要流通，能不開空調風扇就不要開，以保護陽氣，人生病常和睡覺時開空調、風扇有關。因為睡覺時，人體的氣血流通緩慢，體溫下降，人會在體表上啟動防禦外邪的「陽氣罩」，這個防衛的陽氣罩，就像圍牆一樣，能抵擋外來的六淫邪氣或魍

**魑鬼魅，令「鬼魅、風邪」不得入侵！**人的陽氣旺盛，占上風時，睡覺時是不會作夢或作惡夢的；相反的，陽氣衰弱時，則容易作夢和作惡夢，或身心沉重得使您無法掙脫清醒過來，或覺得有人壓住您，使您爬不起來，或夢見掉落深谷，或夢見蛇，或夢見壞人追捕⋯⋯。

為什麼睡覺不開空調、電風扇，有令「鬼魅邪氣」不侵的作用呢？前面提到，我們睡覺時，氣血流通緩慢，體溫下降，入夜開空調、風扇，身體雖有陽氣罩防禦，但終究無力抵擋強而有力的冷氣、寒氣、風氣；體溫低，毛細孔張開，不知不覺中這些不正之氣就進入身體皮膚毛孔中。

「風」入筋，「寒」入骨；早上起床，會覺得渾身乏力，後背、後頸的兩條筋也僵硬，甚至落枕、骨節酸痛、抽筋，有的人因而感冒、鼻塞、發燒⋯⋯，這就是風、寒不正之氣入侵到皮膚、筋和骨頭裡的緣故，也就是身體的陽氣受傷了。

古代還有：「夏不睡石，秋不睡板」，「睡覺莫睡巷，最毒穿堂風」的警語；其道理都是一樣的。

有了電、風扇、冷氣，加上地球暖化效應，人們習慣了由儉入奢，要人們睡覺不開空調、不開風扇，這日子叫他們怎麼過啊？簡直是酷刑！另外，最佳的睡眠時間是晚上九點，對現代人來說，也是一件不可能的事；真的，有的人21點才下班，或才剛剛上班，要他們在這個時間上床睡覺，簡直是天方夜譚，遙不可及。為了健康，**為了走更長遠的路，請儘量調整在**

**黃金睡眠的23點前睡覺吧！**

## ■睡眠&免疫

長期睡眠不足的人，抵抗力會下降，長此以往，免疫系統將會受到嚴重的破壞，甚而造成無法彌補的損傷。原因是，睡眠時人體會啟動某種自然的調節機制，使免疫系統抗體活動的化學成分增加；睡眠不足時，這種化學成分會隨之遞減，最後導致免疫系統的反應遲鈍，防衛能力下降。

睡眠不足導致疲累，疲憊使人鬆懈，判斷力下降，心神恍惚，精神無法集中，最終釀禍，許多交通事故，常肇因於疲勞駕駛。「挑戰者號太空梭」和「車諾比核爆」這兩起重大的意外，據說也與工作人員工時太長疲勞有關。可見睡眠不足、「打瞌睡」其潛在的危險有多大啊！**人在疲憊狀態下所承受的壓力大於精神飽滿時的狀態，疲勞使免疫系統下降，人也容易受到細菌、病毒等感染。**

美國研究表示，連續好幾個星期不給小老鼠睡覺，最後小老鼠都死於細菌感染。這些細菌原本就寄生在小老鼠身上，免疫力正常時不會引起疾病，但長時間不讓小老鼠睡覺，免疫力下降，抵抗力不足，最後嚴重破壞免疫系統，導致體內原本正常的細菌，變為致命的殺手。臨床上，我們也觀察到長期睡眠障礙的患者，他們的免疫功能都呈現出嚴重的下降趨勢。

## ■優質睡眠

自從電燈發明以後，患睡眠障礙的人愈來愈多，服用安眠藥劑的人與日俱增。「光線」

會嚴重影響腦下垂體分泌「褪黑激素」，尤其是藍光，會抑制褪黑激素的分泌，而造成睡眠障礙；褪黑激素有助眠的作用，其分泌的時間在21～23點。隨處開立的24小時咖啡店、書店、餐飲店，無異是雪上加霜；片刻不離身的3C、4C產品…，讓人們下了班還比上班更加忙碌。

**南老師說：「人一天睡覺只要兩個鐘頭就夠了，並非需要睡7～8個小時，為什麼需要睡這麼久，是人們賴床的習慣。打坐做功夫的人，正午時，只要閉上眼睛，真正睡著三分鐘，等於睡兩個鐘頭；夜晚在正子時睡著五分鐘，等於睡六個小時。想熬夜的人，正子時，即使有天大的事也要擺下來，睡它半個小時，那一天的精神就夠了。」**照老師的說法，這個報酬率是很高的，但要有功夫的人才能做得到的。

夜晚屬陰，陰主「靜」，是地球自轉背向太陽呈陰暗面的時候，此時睡覺讓細胞休養生息、修復，推陳出新，是養生第一大補。這如同吃得好、睡得好的嬰兒長得胖、長得快一樣；相反的，晚上愛哭愛鬧的孩子，生長發育都會比較緩慢的道理是一樣。

睡眠除了量的要求外，更重要的是「睡眠品質」。大腦皮質**進入深沉的酣睡時**，可使疲勞快速恢復，起床後精神煥發，腦子清晰；如果**睡眠淺，或處在半睡半醒中，或作夢甚至作惡夢時**，大腦皮層仍處於興奮當中，沒有獲得充分的休息。睡眠不佳的人，起床後會覺得頭昏腦脹，疲倦乏力，常表現出兩眼無神、情緒不穩定、焦躁易怒、精神萎靡、體力差、記憶力衰退、注意力不集中，對事務冷淡，學習能力和興趣低落，甚至缺乏熱情，對人生態度不積極…，長期持續無法改善睡眠品質，將對身體造成莫大的傷害，出現一系列的疾病。

植物吸收陽光、水等營養在夜裡生長，**錯過夜裡睡覺的良辰，新生的細胞趕不上凋亡的細胞，人就會出現早衰或生病**，人最好順應自然，跟著太陽走——太陽醒，我起身，太陽睡，我安眠。

## ■水火既濟

「心」為火臟，是五臟六腑之大主，為陽中之陽，通於夏；心臟的血液循環良好，給人光和熱，讓人有充沛的能量。「腎」為水臟，為先天之本，藏精氣，為陰中之陰，通於冬；腎精充足旺盛，則能濡潤、滋養、蒸騰、氣化，使生命生生不息，是生命活動的根本。

「水火既濟」是《易經》八卦中的一個卦象。坎代表水，代表腎，腎水在下；離代表火，代表心，心火在上。心、腎之間必須相互交通，水火交融，才能陰陽平和。換句話說，是心火的陽能必須下達於腎，以溫煦暖腎，使腎水不寒；腎中之水要上奉於心，以制約心火，使心火不向上亢奮，是為水火既濟、心腎相交。水火既濟，如同我們煮飯一樣，上面放一鍋水，下面用材火燒煮；如果火在上，水在下，則煮不成東西。又如我們身體健康時，頭頂清涼，丹田發暖，就是水火既濟；如果頭腦昏昏沉沉的，肚子涼涼的，甚至還拉肚子，就是火水未濟。

心腎相交在生理上是覺醒（興奮）和睡眠（抑制）相互交替的表現。睡覺安穩香甜，得到充分的休息，覺醒時必定精力充沛，精神集中，心情爽朗，工作學習愉快，這種精神狀態，就是水火既濟、心腎相交的表現。**如果一個人到了該睡覺的時候睡不著（或不睡覺），心煩**

不得眠；該清醒工作和學習的時候又昏沉欲睡，思維遲鈍，那就是「火水未濟」。

在我們人身上，火是心臟，水是腎臟，叫水火；在天體，太陽屬火，月亮屬水，叫日月。生命之火，指的是廣意的陽能，生命之火不足，就是陽能不夠，好比人老了，兩條腿走不動了、麻痺了、冷了，腦部退化了，腎氣衰了要補腎，腎虧了要補腦；補腎、補腦，就是在補生命的陽能，補荷爾蒙。

中醫所講的腎精、腎水，指的是腦下垂體的荷爾蒙，生長發育等性腺、腎上腺，乃至生殖器睾丸等各部位的荷爾蒙，整個都屬於腎。「腎虧」指的是荷爾蒙分泌不夠，不是指腎臟出現器質性的疾病。

## ■胃不和則臥不安

改善睡眠的方法很多，臨床上，我們會仔細的辨證施治，不同的致病因素，給予不同的藥物，以改善其生理機制，使之恢復陰陽自動調節的功能，安然進入甜蜜的夢鄉。也會力求病人合作，改變他們不良的睡眠習慣，儘量早點上床；更不要因為看電視而熬夜，造成生理時鐘的紊亂，再來服藥，那就沒有意義了。

失眠常因勞神憂思而致心脾兩傷，或年老久病而心神失養；或由惱怒、痰熱上擾而致心神不寧。除了調理神、魂使之歸於心、肝外，還要有健全的脾胃，《素問．逆調論》云：「胃不和則臥不安」，它在睡眠中起到非常重要的關鍵因素。

脾胃為後天之本，胃強脾弱，脾的運化功能失調，水濕宿食留滯體內，運化受阻，將影響上下二焦的交通順暢，使心腎不能相交，如此一來必然嚴重影響睡眠。脾胃為氣血生化之源，女性以血為本，血虛、貧血者，也容易造成睡眠障礙。

《金匱要略》用「**桂枝加龍骨牡蠣湯**」治失眠、夢交；用「**酸棗仁湯**」治虛勞、虛煩不得眠；《三因方》用「**溫膽湯**」治膽虛痰熱不眠，虛煩驚悸，口苦嘔涎。《靈樞·邪客篇》曰：「陽氣滿不得入於陰，陰氣虛，故目不得眠，飲以半夏湯，陰陽既通，其臥立至」。

治療痰盛不眠，《內經》有「半夏湯」，即半夏、秫米二味藥。「半夏」能和胃、通陰陽、利小便；「秫米」益陰而利大腸，使上下通則陰陽和。又曰：「諸水病者，故不得臥」，這兩味藥也能去腸胃痰濕濁氣；腸胃痰濕濁氣去除了，衛氣就容易從陽入於陰，很快就能合眼進入夢鄉；故此又稱為「覆杯則臥」法，意即喝完了湯藥，杯子洗好、蓋上，上了床就能睡覺了，所以內經用以治不眠。

**調整睡眠障礙的關鍵在調理脾胃，也都與營衛氣血有關。**營衛氣血如何調和呢？所謂：「營出中焦，衛出下焦」，營衛氣血之氣，皆為水穀精微所化生，而水穀精微都來源於中焦脾胃。所以說，調和營衛氣血就是調理脾胃，不調理好脾胃，這營衛氣血就很難協調圓滿。（請參閱本書第150頁「胃腸好，人不老」）。

## ■「睡」美人

「睡覺」是世界上最優質的美容妙藥，比您擦頂級的抗老精華液還要靈。俗語說：「先睡心，後睡人，睡覺睡出大美人」，美女是「睡」出來的！睡覺，對女人而言是最自然實惠的抗衰老靈丹，故有人說：「每天睡好覺，八十不顯老」。美妹們，為了您肌膚的美麗和健康，請養成早睡早起的良好習慣，拒絕當夜貓子吧！

皮膚和其他器官的細胞一樣需要新陳代謝，良好的新陳代謝，使細胞更新，排除黑色素殘留物，延緩皮膚衰老，比較不會長黑斑、雀斑。醫學研究表明，細胞更新最旺盛的時間是在夜晚21點至凌晨3點，睡覺時大腦會分泌大量的生長素、褪黑激素、荷爾蒙……，人的交感神經也會由興奮轉為抑制，身體放鬆，血壓下降，血液得以大量分送到皮膚表層各個部位的毛細血管，皮膚細胞獲得所需的營養以進行更新、修復。

睡眠不足，對女性朋友的肌膚殺傷力最大，容顏憔悴，無精打彩。經常熬夜，勢必影響荷爾蒙等的分泌和皮膚的新陳代謝；睡眠不足，白天一定犯睏，又要依賴濃茶、咖啡等提神，咖啡因容易讓肌膚的水分迅速流失，使皮膚蒼老，久而久之，皮膚失去光澤和彈性，產生皺紋而導致老化。睡好覺，精氣神才會飽滿，才有健康的身體，希望各位調整作息，睡好覺，天天一覺到天亮！養顏美容又健康！

## ■白天多動，夜裡少夢

有的人頭貼到枕頭，就能呼呼大睡，那真是大福報，可見他的身體陰陽氣血循環是平衡調適的，也沒有把煩惱痛苦不開心的事帶到床上去。如果是不明原因的睡眠障礙，請讓自己在白天裡多做點事，最好多到室外鍛鍊運動，曬太陽、散步走路、打太極拳、氣功、調息、打球，可以提高自身的抵抗力和造血功能；因陽光中含有「血清素」，有助於晚上入睡，尤其是有睡眠障礙的人。睡前用熱水泡腳，累了就能躺下，很快能入睡。

若是因為身體四大不調所導致的睡眠障礙，最好找中醫師，將問題的癥結找出來，對症下藥，調整陰陽。若是偶而睡不著，請試著看些比較無聊的書，讓眼皮緊、澀，很快就會想睡覺；這雖然不是一個很好的方法，卻是可以幫助睡眠。

但不能看類似「達文西密碼」這類緊張刺激、高潮疊起的小說，它讓我們越看越來勁，為了追情節，精神亢奮，越令人睡不著。中藥在這方面有其特長，可以就近找中醫師調理，能令您一夜好眠，但須要有點耐性，不是中藥比較慢，而是治本必須釜底抽薪。服用中藥調理睡眠，睡醒之後，是神清氣爽，精神抖擻，腦子是清醒、精明的；不必終生服藥，無依賴性和抗藥性。

## ■靈丹妙藥

臨床上，我常用半夏和夏枯草這兩味藥，醫書上說：「半夏得陰而生，夏枯草得陽而長，有陰陽相交通之妙也」。「夏枯草」冬至生，夏至枯；能補肝血，緩肝火，解內熱，散結氣，氣稟純陽，能補厥陰血脈，又能清泄鬱火。當鬱火內擾神明，陽不交陰時，用之，以陽和陰，必效。

**玄參**：入腎、補水，能散無根浮游之火，火去、心清則水火既濟，睡自安已。（腎脈，貫膈，入肺中，循喉嚨，系舌本，腎虛則相火上炎，心腎不交，故不得眠）。

**百合**：清心開百脈，能調節情緒，更是一味很好的養陰、潤肺、安神的佳餚，如百合蓮子粥、百合牡蠣粥。

**柏子仁**：清香，能透心腎、益脾胃。

**酸棗仁**：專補肝膽，炒熟味道芳香，香氣入脾；十一臟皆取決於膽，五臟之精氣，皆稟於脾，久服能安五臟。柏子仁、酸棗仁粥（二藥皆以炒為佳）。

**桂圓蓮子粥**：補養心脾，健腦益智，尤適宜腦力勞動者。

**遠志**：有安神益智的效果，常用於心腎不交所致的失眠多夢。

**小米**：所含的「色氨酸」為穀類之首，能有效調節睡眠；其次是「氨基酸」，有抗菌作用，能預防口角炎和陰道炎。小米和麥芽一樣，含有大量的酶，及鈣、鉀、鎂、磷、鐵，維生素$B_1$、$B_2$、胡蘿蔔素；具有開胃、消食，補氣血、養脾腎、除熱、解毒的作用。可加紅糖或加紅棗一起服食，都是很好的助眠食材。

## ■改善睡眠的方法

1. **熄燈睡覺**：光線會影響褪黑激素的分泌，所謂：「睡覺不點燈，早起頭不暈」。
2. **把握黃金睡眠時間**：最好在晚上10點左右就上床睡覺，最遲不要超過11點，請記住黃金睡眠時間是「子、丑」二時。此時安穩地睡上4個鐘頭，可以勝過睡8個小時。

3. **曬太陽**：每日晨起曬曬太陽，沐浴在陽光下，接收宇宙的能量！陽光會讓我們分泌大量的「血清素」，改善並獲得優質的睡眠。

4. **勿靠藥物**：請儘量不要依賴安眠藥來幫助睡眠，若它能治好失眠，那就不會仍有那麼多人因睡不著覺而痛苦不堪。

5. **泡腳**：「睡前一盆水」泡腳、足浴，讓雙足溫暖，有助於末端血液神經循環，引陽亢之氣下行，是養生保健的有效措施。

6. **睡時頭部要涼**：睡覺，頭部要涼爽，故所選的枕頭儘量是清涼的綠豆殼等材質做的。

7. **晚餐量少**：晚餐少吃或不吃，讓腹中清爽，有利於睡眠。

8. **勿吃宵夜**：睡前不進食，更勿吃宵夜，夜間腸胃的消化功能最弱，腸胃中留有未消化的食物而入睡有礙睡眠，令人多夢。

9. **物理助眠**：放一粒「蘋果」或切2~3根「蔥白」，置於床邊的小桌旁，其香氣有利於睡眠；天然香草類或花草類的精油，也有助眠效果。

10. **睡前靜心**：睡前令心平靜、減慢呼吸、靜坐，都可使身體恢復平靜，好入睡。

11. **午休**：午睡可以減低生活壓力，幫助夜晚入睡。

## ■觀日輪的助眠法

佛陀教我們睡覺時，觀想「日輪」（太陽）在心中，清清楚楚，靈靈明明；妄念讓它自去自來，我們的心意識就「繫」在這個太陽的影像上，久而久之，則能「繫心一處」，定住在這個境界上就是「觀」，此法有助我們容易入睡。

佛陀教我們這個最簡便的「日輪觀」，因為除了眼盲的人以外，我們每一個人都見過太陽，對嗎？一提到太陽，大家心中就會生起太陽的影像，止住在這個境界，就能清明地進入睡眠、少夢；不用睡太多，就能充電完畢，具足能量。

俗語說：「要想睡得人輕鬆，切莫腳朝西來頭朝東。」是否老祖宗們已經認識到地球磁場為「南北磁軸」的關係，所以鼓勵我們，若空間許可，最好睡覺時「頭在北，腳朝南」，以順應地球的磁力線，能平穩地穿過人體，減少對人體的干擾；體位則以「右側而臥，曲如弓」（面朝西）的睡姿，能讓大腦很快由興奮轉為安靜，不久即能進入甜蜜的夢鄉。

睡眠、情緒、健康三者是相互影響環環相扣的，適當的休息是為了走更長遠的路，為了自己的健康，請調整生理時鐘，仔細聆聽來自您身體的聲音，開始正視優質的睡眠品質吧！

# 後記

能將先賢智慧的精華採擷成冊，全是南懷瑾先生的智慧福澤所賜，他是我生命中的導師、領航者，帶領著懵懂的我走上學佛與學醫之路；生前一再叮嚀我要好好學佛…，本以為這是我呈獻給他的心得報告…，卻未能如願！

老師常說：「讀書人要懂得命理、醫理、地理，才能侍候好雙親。」我在彰化和美的小鎮上長大，父親是個樸實健康開朗樂觀的農夫，業餘是個手藝出眾的西裝裁縫師；他最喜歡我們讀書，經常鼓勵族人要用功上進，他更欣慰我讀中醫，並期許我將來有機會要造福於人，但卻在我讀碩士時突然走了…。

母親九十三歲，這幾年，每當看到她佝僂彎曲、舉步維艱，日愈退化的身影，總害怕那一天的到來…，雖然知道「合會終須別離，有命咸歸於死」，但總不願意去面對它；等不及書出版帶給她喜悅，家母突然辭世…；傷痛之餘，願將天下人都當成我的父母親一樣地侍候，願大家健康長壽，平安吉祥，沒病沒煩惱！

更要感謝城邦集團何執行長成就此書，得以順利面世，嘉惠有福有緣之人！

健康要靠自己，比求助他人要來得穩妥快樂幸福，養成良好的生活習慣和態度，是安全有效、簡單易行的，更是投資最少，收益最大，穩賺不賠的健康秘訣！

願此，奉獻給我生命中的所有貴人，每個貴人都是成就我的大導師！

二〇一六年歲次丙申立春　葉曉縈自敘於悅心草堂

# 附錄「四季安居——話茶、食」

## 春養氣

「冬至一陽生」，宇宙和人體的陽能復甦生發。春天—萬物復甦，開啟了一年生命活動週期的序幕；春光明媚，鳥語花香，和風送暖，萬物萌發，耕耘播種。植物在陽能的催綠中生機蓬勃，冬眠的動物甦醒，發情交配、孵化，鳥類遷徙。

春天熱空氣開始往北移，但冷空氣還依然徘徊不去，冷熱空氣交鋒之際，所以**風大多雨**，**早晚溫差明顯**，才有：「春天孩兒面，一日三變臉」的俚語，一不小心就受涼了，所以出門一定要多帶件衣物，以防變天。

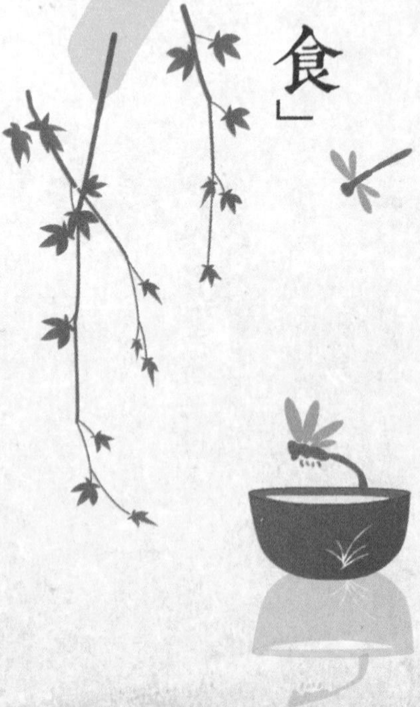

春主風，風為百病之長，故春天多病風寒，風邪可經由皮膚這道圍牆，或從口、鼻進入，皮膚擋不住風（寒）邪，進到身體裡，會出現頭痛、鼻塞、發燒、畏寒、咳嗽…等感冒症狀。沒有細菌感染的我們叫它「傷風」，有細菌感染發炎的，我們叫它「溫病」。

春應木，主升發、生長、條達舒暢，表現為新陳代謝旺盛，尤其是消化腺、胰液和膽汁的分泌，所以可**多進食清淡平和爽口營養豐富的食物，避免吃寒涼、黏滯、油膩、辛辣、油炸等難以消化的食物**，以免助火動痰，增加胃和肝臟的負擔。

春天肝氣旺盛，飲食上可稍微偏重天然甜味的食物，有助於清除廢物，疏肝化鬱，健脾養胃，有益健康；少吃酸味食物，否則容易使肝氣太過旺盛，導致脾胃消化和吸收功能下降。

**春天肝生氣盎然，能排濁氣，暢氣血，是調肝、養肝、健脾的好時機。**

春天是萬物萌芽、生發的季節，人體陽氣也隨之升發，表現為新陳代謝的旺盛，人們有時會覺得困乏沒勁，軟綿綿的，此即所謂的—「春困」—。**此時可多吃：薑、薺菜、香菜、芹菜、綠豆、春筍、桑葉水。**

俗語說：「無竹令人俗，無肉令人瘦。」春天的竹筍鮮嫩而清脆，有「蔬中第一品」的美稱，葷素皆宜，可燉湯、清炒或加雪菜一起炒，是一道美味可口的下飯菜。

竹筍含有大量的纖維素，在腸內可以減少人體對脂肪的吸收，增加腸蠕動，促進糞便排泄，更可防治高血壓、肥胖、糖尿病、高膽固醇、腸癌、痔瘡等。竹筍雖甘美可口，但因性味甘、寒，所以脾胃不佳的人，不要多吃。

## 【竹筍清腸除斑湯】

● 材料：竹筍1支、生薑片10克、佛手片20克

● 作法：將全部的材料放入砂鍋中煮透，加入適量的鹽調勻，即可食用。

※可改善婦女面部蝴蝶斑（黃褐斑）。

## 【羅漢果健胃美聲茶】

● 材料：羅漢果10克、無花果30克、胖大海10克、陳皮3克、紅棗3粒

● 作法：將全部的材料以冷水沖淨，放入湯鍋中，煮水代茶飲。

※可以健胃、清喉、潤腸，有美聲效果，對長期使用咽喉而致聲音沙啞，容易腫痛者，有清咽利喉的效果，另外對大便秘結，或痔瘡、脫肛者也很好，可常飲用。

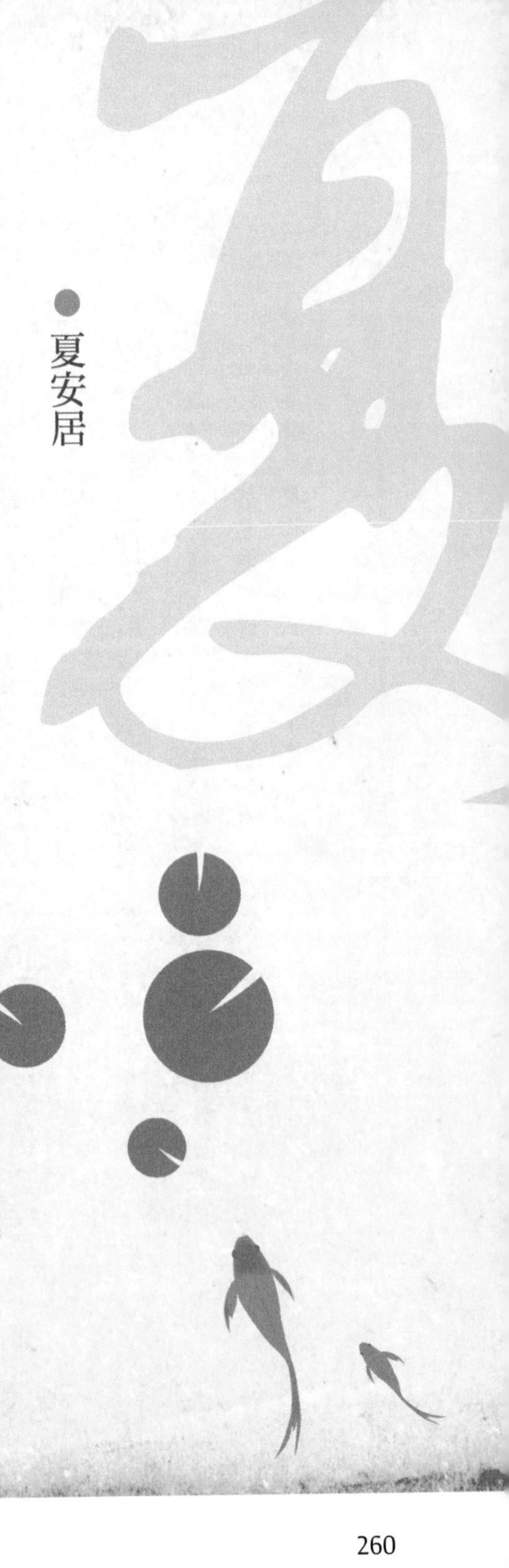

## 夏安居

夏天是一年當中白晝最長，溫度最高、最炎熱，陽光充足和濕熱多雨的季節，給予動植物最好的生長條件，萬物競相開花結果，展現了旺盛的生命力！

濕熱多雨的季節，暑氣逼人，外濕內熱，有如在蒸籠裡，體內津液大量流失，所以容易覺得疲乏困重、胃口不開、手腳酸軟；又因天熱，人們愛吃冰冷飲品以消暑熱，這些冰冷食物刺激咽喉、口腔，造成唾液腺及舌部味覺神經、牙周神經迅速降溫，同時還會刺激脾胃，影響胃液分泌，減低食欲，造成消化不良、厭食、腹瀉、腹部脹痛等胃腸道疾病。

損傷腸胃的同時，也會阻礙「脾」的升清降濁功能，造成體內濕氣無法順利排出，再加上外來的濕熱之氣，簡直是雪上加霜，水多了，要往外往下排，最明顯的是流向手腳四肢，所以脾氣虛的人，較難順利地將身體上多餘的水分排掉，滯留在體內，出現濕疹、香港腳、白帶、痰飲、大便溏瀉……，就不意外了。

濕氣太重時，身心都會感到沈重而不靈敏，人也容易昏沈。濕氣困在上部，頭腦就不清楚，思緒不靈光；濕氣困在腰以下，雙足會有沈重感，有如千金重。

暑盛濕重，飲食以清淡為主，**可以吃些苦溫的食物以長養心氣，**健脾燥濕，俗語說：「天熱食苦，勝於進補」，適量適時地吃些苦瓜、苦菜、芥藍等苦味食物，能祛濕抗菌消炎、解熱祛暑、提神醒腦、消除疲勞；**切忌過食油膩、燥熱濃烈的熱性食物，避免上火，引生疔、瘡、腫毒。**

## 【魚腥草清熱解毒茶】

● **材料**：魚腥草15克、桔梗10克、甘草3克

● **作法**：將全部的材料加滾水3杯，浸泡20分鐘；若全家人飲用，份量可加大3～5倍，熬煮30分鐘，代茶飲用，味美又可以預防呼吸道感染、感冒、PM2.5。

※魚腥草、桔梗、甘草都具有解暑、清熱解毒、清咽利喉的功效，並可預防空氣污染。平日可以用新鮮的魚腥草和其他生菜一起涼拌，美味可口。

## 【綿茵陳消暑清肝茶】

● **材料**：綿茵陳60克、甘草6克

● **作法**：將全部的材料加水10杯，以大火煮滾後，轉小火再熬40分鐘，代茶飲。

※可清肝、祛濕熱、消暑止渴。

## 【參竹美顏茶】

● 材料：北沙參15克、麥冬15克、甘草6克、玉竹30克

● 作法：將全部的材料加適量的水，以大火煮沸，轉小火煮約40分鐘，代茶飲，能生口水，滋潤止渴。

※具有美顏潤澤效果，常喝能令人好顏色，輕身不老；對皮膚有美白的功用，因為玉竹含維他命A和黏液質，維他命A能使皮膚柔嫩細膩。聲音沙啞，容易腫痛者，有清咽利喉的效果，另外對大便秘結，或痔瘡、脫肛者也很好，可常飲用。

## 【天麻益智安神湯】

● 材料：天麻片30克、核桃20克、川芎10克、花菇3~5朵、無花果6粒、山藥1/3根

● 作法：以上食材加適量的水，用大火煮沸，轉小火燉煮一個小時、以鹽調味，佐餐食用。

※能益智健腦，增強記憶力、預防失智，改善腦部微循環、睡眠、頭痛等。

## 秋樂活

秋屬金，主收養，秋天意味著稻穀與果實的成熟，所謂：「秋風送爽、炎暑頓消、碩果滿枝、田野金黃」，是典型的秋天景象。此時節氣雖已立秋，但暑氣一時難消，「秋老虎」經常肆虐，隨著白露、寒露的到來，早晚天氣才逐漸涼爽、乾燥，晝熱夜涼。

秋天的最大特色是「乾燥」，常出現口、鼻、咽乾，口唇乾裂；乾燥時，人們會不自覺地用手指去摳鼻子，由於鼻黏膜上附著豐富的毛細血管，越是乾燥，挖鼻孔的行為越頻繁，最後常會挖到鼻子出血。

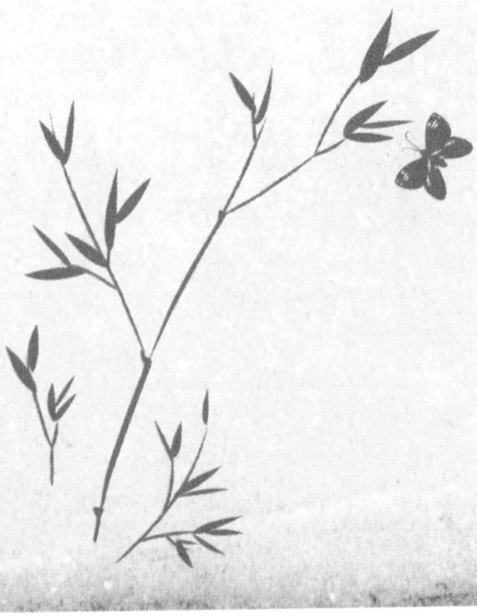

**秋天感冒時最容易出現的是乾咳無痰或少痰的「咳嗽」**。氣息由鼻腔進到氣管，肺是個過濾器，肺氣通暢，呼吸才能正常；若因外邪侵襲，而致肺部壅塞，氣道不利，肺氣上逆，則嗆而咳嗽。

在乾燥的氣候下，人們常感到口渴、咽乾、皮膚乾，尤其是皮膚，特別容易搔癢甚至皸裂，**如果你經常舔口唇，抓癢，說明肌膚的水分和油脂不夠了，飲食上除了補水，還要多補充油脂。**

秋天大便也容易出現乾、硬，不利排出或秘結，**可以在睡覺前或起床前按摩腹部**。身體仰臥，將兩手掌心摩擦至熱，然後疊放在右下腹部，按順時針方向繞腹部旋轉，按摩一〇八圈，這個方向正好與糞便在大腸中的運行方向一致，有助於大便的排出。

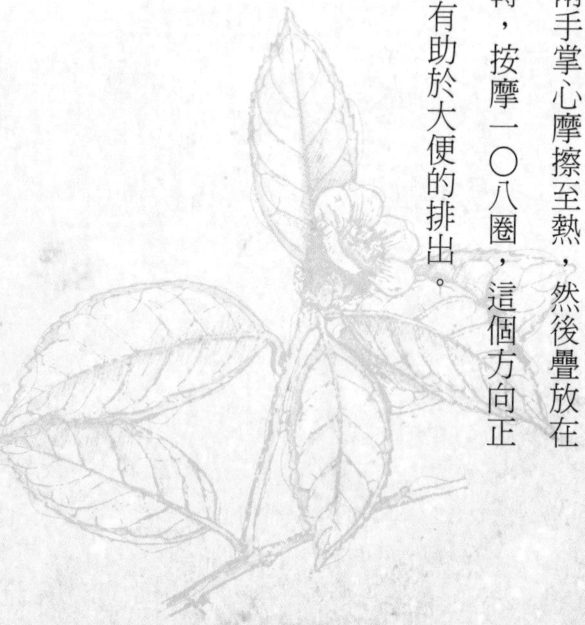

【水梨】

水梨生吃去火，熟吃潤五臟，被譽為「百果之宗」。秋日蒸水梨加麥牙糖，味道可口好吃，能養陰生津、潤燥止渴。

秋天不小心犯乾咳時，可用水梨一個洗淨（不去皮）、麥牙糖少許（或用蜂蜜代）、川貝母10克，水少許，放入電鍋燉煮，喝湯吃梨，能滋潤五臟，乾咳很快就會消失。

【栗子】

秋季吃栗子有健脾養胃、補益中氣、補腎強筋骨的作用，故有「乾果之王」的美譽。栗子可蒸、可烤，可以煮粥、煲湯，常吃能增強人體的抵抗力和免疫力。

## 【甘蔗】

有人稱：「秋日甘蔗賽過參」。甘蔗汁多味甜，營養豐富，除了水分，甘蔗含蔗糖、葡萄糖及果糖達12%，還含有大量的鐵、鈣、鋅等人體必需的微量元素，及維生素$B_1$、$B_2$、$B_6$、維生素C等。其中鐵的含量特別多，每公斤達9毫克，居水果之首，故甘蔗有「補血果」的美稱，是果中佳品。秋天來一杯甘蔗汁，消暑去燥，解渴生津，可謂是人間極品，只可惜糖尿病友無緣享用。

## 【百合】

百合50克掰開洗淨、腰果50克、蘆荀100克、紅蘿蔔片少許，炒，佐餐食用。

百合潤肺、清心安神、開心脈、抗憂鬱；能顯著增加「戊巴比妥納」的睡眠時間，減輕炎症和痛風的發作，其生物碱具有抑制癌細胞作用，能防治多種癌症。

## 冬頤養

冬三月，陰氣盛極，萬物收藏，人和萬物的陽能開始潛藏於內，生物借此冬眠，以養精蓄銳，以待來春，生機發陳。故中醫有：「春夏養陽，秋冬養陰」之說。

冬屬水、主藏，意味著沉寂、冷清、陽氣閉藏，各個組織的血液循環相對地降低，生理上的代謝功能也較慢，所以要勤快鍛鍊，**適當的活動或走路運動**，以舒展筋骨，如果能讓身體微微發汗最好。不要久坐、久臥，更不要因為天氣冷而縮著不動，如果太陽出來，最好到**室外曬曬太陽**、鍛鍊，可以提高自身的抵抗力和造血功能。

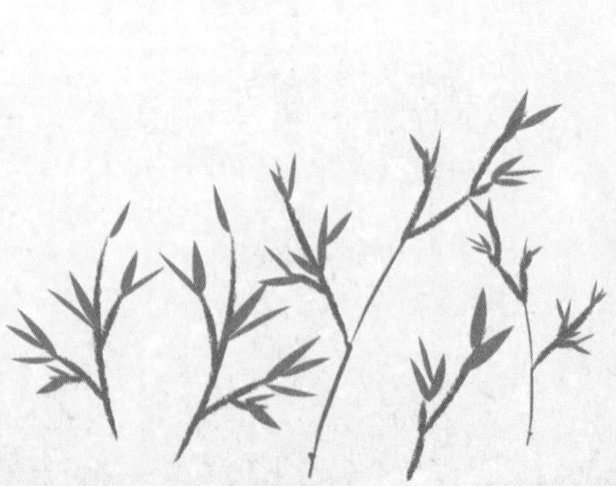

所謂：「冬天動一動，少生一場病；冬天懶一懶，多喝藥一碗」。

古人也常在立冬時，卜一冬的冷暖，如：「立冬無雨一冬晴，立冬有雨一冬雨；立冬若遇西北風，定主來年五穀豐」。

中老年人特別要**注意常保背部、腹部、關節、足部的溫暖**；容易患頭痛者，保護好前額，咳喘者應保護胸背，都可以有效地避免因為天氣寒冷而誘發感冒等疾病。

冬季更是進補的最佳時機，**合理的進補，能補虛禦寒，健骨強身**，有助來春陽氣的生發。所謂：「三九補一冬，來年無病痛；今年冬令補，明年壯如虎。」**切忌過於油膩厚味，或大辛大熱的補品**，將脾胃保護好，營養吸收才有保證。

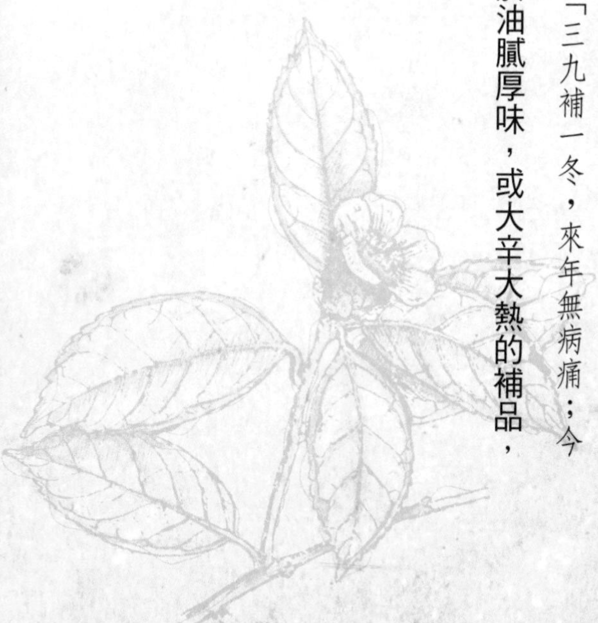

## 【果香暖冬蜜紅茶】

● 材料：蘋果1/4顆、柳丁1/4顆、檸檬1/4顆、金桔2個、紅茶1包

● 作法：

1.蘋果、柳丁、檸檬（不去皮）切丁，放入茶壺中；金桔洗淨，擠汁，放入壺中。

2.取紅茶1包，放入壺中，倒入熱開水沖浸約5分鐘。

3.喝的時候，可依個人喜好加入少許的蜂蜜（風味更佳），即可飲用。

## 【桂圓當歸薑棗茶】

● 材料：龍眼肉20克、當歸6克、紅棗10克、老薑3片、水4杯煮20分鐘，代茶飲，能暖身、補血、安眠

## 【黑豆補腎解毒湯】

● 材料：黑豆30克（炒熟）、薏苡仁適量

● 作法：黑豆、薏苡仁煮湯吃，能補腎健脾、去風濕痺痛，四肢拘攣，產後諸風。

※取黑豆30克、甘草3克，加水3杯，放入保溫杯中，浸泡一個小時後喝，好喝又能解毒。常喝能令面色皎白、補腎氣、黑髮、不老。

## 【白菇海帶清血毒湯】

● 材料：白蘿蔔1條、腰果20克、蜜棗1個、花菇5朵、海帶10公分

● 作法：將白蘿蔔去皮切塊，放入湯鍋中，加入全部的材料，倒入適量的水，全部的材料煮成湯食用。

※淨化血液，有消食、寬中下氣、化痰的功效，可治消渴、糖尿病。

舒活家系列 36X

# 健康少病有妙方〔暢銷增訂版〕

作　　者／葉曉縈
選 書 人／林小鈴
主　　編／陳玉春

行銷企劃／洪沛澤
行銷經理／王維君
業務經理／羅越華
總 編 輯／林小鈴
發 行 人／何飛鵬

出　　版／原水文化
台北市民生東路二段141號8樓
電話：02-25007008　傳真：02-25027676
E-mail：H2O@cite.com.tw　Blog：http//: citeh20.pixnet.net

發　　行／英屬蓋曼群島商家庭傳媒股份有限公司城邦分公司
台北市中山區民生東路二段141號2樓
書虫客服服務專線：02-25007718．02-25007719
24小時傳真專線：02-25001990．02-25001991
服務時間：週一至週五09:30-12:00．13:30-17:00
郵撥帳號：19863813　戶名：書虫股份有限公司
讀者服務信箱E-mail：service@readingclub.com.tw

香港發行／城邦（香港）出版集團有限公司
地址：香港灣仔駱克道 193 號東超商業中心 1 樓
email：hkcite@biznetvigator.com
電話：(852)25086231　傳真：(852) 25789337

馬新發行／城邦（馬新）出版集團
41, JalanRadinAnum, Bandar Baru Sri Petaling,
57000 Kuala Lumpur, Malaysia.
電話：(603) 90578822 傳真：(603) 90576622
電郵：cite@cite.com.my

城邦讀書花園
www.cite.com.tw

封面設計／鄭念慈
美術設計／蟲兒飛工作室
繪　　圖／盧宏烈（老外）
製版印刷／科億資訊科技有限公司
初　　版／2016年2月18日
初版六刷／2016年5月13日
二版初刷／2018年3月15日
定　　價／380元
ISBN978-986-5853-94-5(平裝)
EAN 471-770-290-253-7


**國家圖書館出版品預行編目(CIP)資料**

健康少病有妙方〔暢銷增訂版〕/ 葉曉縈著. -- 初版. -- 臺北市：原水文化出版：家庭傳媒城邦分公司發行, 2018.03 面；　公分
ISBN 978-986-5853-94-5(平裝)

1.中醫 2.養生 3.健康法

413.21　　105000641